JN114144

アディクション・サイコロジー

依存・嗜癖問題からみた人間の本質

廣中 直行 著

誠信書房

まえがき

お酒を飲んだりパチンコをしたりするのは日常的な行動と言えます。けれども続けているうちに量や回数が増え、体を壊したり借金がかさんできたりすることがあります。それらを減らしたり、やめたりするべきなのですが、それが分かっていてもなかなかできない、こういう状態を「アディクション」と呼んでいます。

ここで考えなければならない問題はさしあたって二つ。

その一つ目は、人が「アディクション」の状態にまで至ってしまうには、その人なりの「何らかの事情」、それも「抜き差しのならない事情」があったはずですから、それを了解すること。ここで「了解」というのは、単にアタマで理解するだけでなく、「あたかも自分のことのように」ひしひしと感じるという意味です。

第二は、いかに抜き差しのならない事情があったとしても、いつまでもそこにとどまっていてはいけないわけなので、希望の持てる新しい未来を切り開く必要があるのですが、そのために何をすればよいのかを考えることです。世の中が暗く塞がっている日々には、希望など持ちにくいものです。しかし、たとえかすかな光でも明るい道標を見つけて、それを大事にしなければなりません。

本書はこれら二つのことについて、心理学の立場から考えてみたものです。

概略の導入に続いて、第2章から第6章までの五つの章では、これまでアディクションの臨床現場で多く取り上げられてきた「心のあり方」に焦点を当てました。その「あり方」を示すキーワードを選び、それを私なりに読み込んでみるとどんなことが考えられるかをまとめました。

第7章以後は、アディクションからの脱出計画です。概略を述べた後に、「自分を大事にすること」を軸にして二つの考えを展開しました。最終章では「どうしてアディクションというものがあるのか」を考えています。

アディクションは心理学だけの問題ではありません。心の問題の背景に脳や神経のどんな働きがあるかを探る、生物学的な視点も重要です。また、アディクションは社会的な規制と許容がどのようにバランスを保つかという問題でもありますので、社会学の視点も重要です。

けれども私の考えでは、生物としてのヒトも社会に生きる人間も、総体的に「心を持った『人』という存在」に落とし込まれるのです。ですから、「人の心のあり方」についての洞察を抜いては、いかなる原理も対処も「現に困っている人々」の胸に届かないのではないかと思うのです。

本書に述べたことは、私が何か研究を重ねたうえの結論といったものではありません。「こんなふうにも考えられるのではないだろうか?」という、ヒントのようなものです。お読みになった方々が、ご自身のお考えを自由に展開されるためのきっかけになればと願っています。

目次

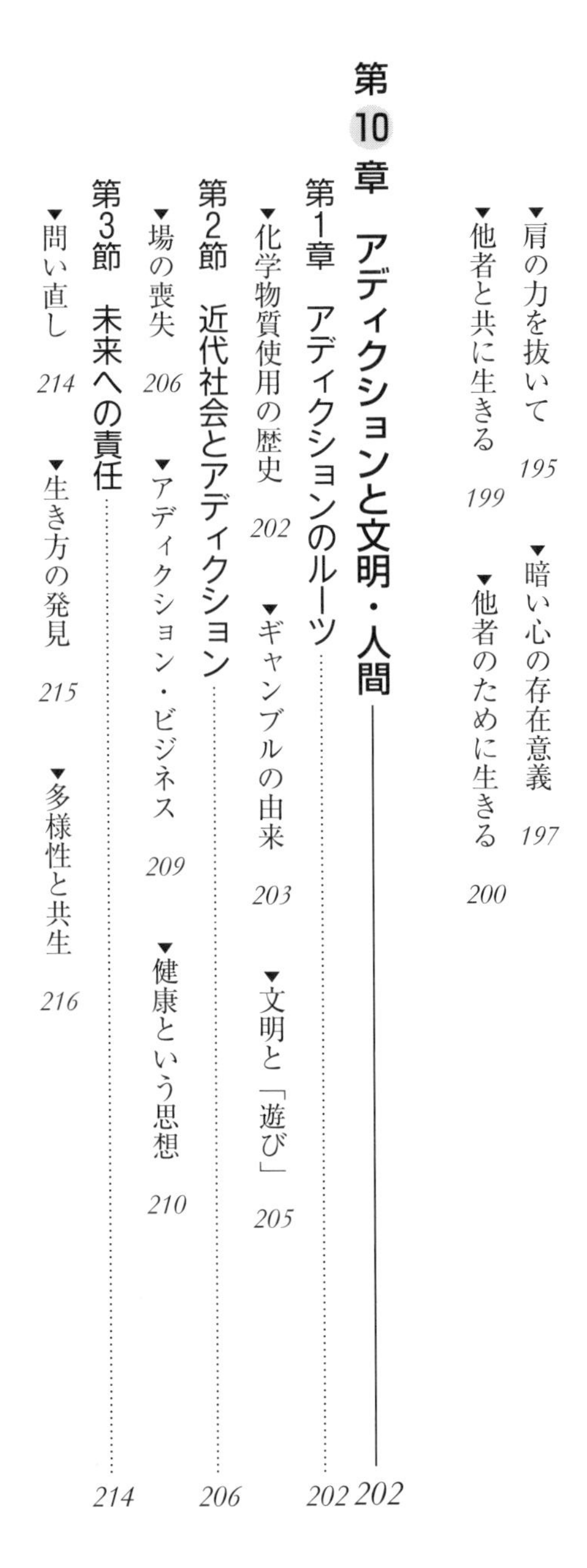

第1章

アディクションという問題

第1節 「アディクション」とは

▼やめたくてもやめられない▲

「アディクション」とはいったい何でしょうか。

あるとき精神科の先生に、「アルコール依存って何ですか?」と尋ねてみたことがあります。そうすると、その先生は即座に、「何らかの理由で、お酒をやめなくてはならなくなった状態のことです」と答えてくれました。

これは難しい医学書の定義よりも、すんなりと私のアタマに入りました。なるほど、その人は体を壊したか家庭が崩壊の危機に瀕しているか、とにかくお酒をやめないといけないのでしょう。そういう状態に立ち至ったということです。それが普通の酒飲みと違うところです。もっとも、普通の酒飲みもそういう状態に陥らないとは限らないのですが……。

「アディクション」を英語の辞書で調べてみると、「ある行為、またはあるものの使用、とりわけ害のある行為や使用をやめることができないこと（inability）」と書いてあります[(1)]。本書でもこの意味で使います。日本語では「依存」「依存症」「嗜癖」などと言われるのですが、この使い分けにはそれなりの意味があります。詳しいことは、あとでご説明します。

本書では、なぜそういう状態になってしまうのか、そこから脱出するにはどんなことを考えたらよいのかを、心理学の立場から考えます。

▼なかなか理解されない▲

心理学には「しろうと理論[*1]」（Lay Theory）という言葉があります。ある問題に専門的にかかわっている人とそうでない人の間には、認識の大きなギャップがあります。専門ではない人々が何となく持っているイメージや、概念のもとになっているのが、「しろうと理論」です。多くの人は、この「しろうと理論」に基づいてアディクションのことをとらえています。

＊1　社会のさまざまな問題に対して、専門家ではない人が日常的に暗黙のうちに持っている理解のこと。イギリスの社会心理学者アドリアン・F・ファーンハムが唱えた。しろうと理論は、論理的・科学的に導かれた理解とは違うことが多い。社会問題のみならず、育児、教育、心身の健康など、さまざまな領域に「しろうと理論」がある。

専門的な知識を持たない人が、アディクションについてどんな「しろうと理論」を持っているのか。それを調べた研究は多くはないのですが、たとえばアルコールに依存に関する「しろうと理論」のなかには、「強い意思を持っている人は、アルコール依存になることを心配しなくてもよい」「アルコールでは、麻薬の嗜癖という意味での本当の嗜癖にはならない」「ビールだけを飲んでいればアルコール依存にはならない」などというものがあるそうです[2]。

今でもときおり、有名人がドラッグを持っていたとか使っていたとか、そういう嫌疑で捕まることがあります。そういったニュースが伝わると、たいていは皆さんご承知のように、テレビのワイドショーなんかではバッシングの嵐です。もちろん、違法なものに手を染めたのなら、社会的な責任を取ることは大事です。それを求めることも大事でしょう。そうでないと、相手を大人扱いしてないことになりますから。

けれども、我々の眼の前から姿を消してしまえ、二度と戻って来るな、みたいなバッシングはどうでしょう。そうすれば、大学とか会社とか芸能界とかいった組織のメンツを守ることはできます。しかし、その人の人生がそこで終わるわけではありません。今は多くの人が八十歳、九十歳まで生きる時代です。人生のある時点でアディクション問題を抱えてしまっても、その先、長い日々を生きるのです。その日々のために「何とかしてあげよう」と考えるのも、当然ではないでしょうか。

以前、某テレビ局から勤務先の広報を通じて、「アルコール依存の啓発番組を作るから協力してほしい」と頼まれたことがありました。会社としては大手のマスコミさんとは仲良くしたいですから、できるだけ協力するように私は指示されました。

その企画、最初のうちは、「日本にアルコール依存の人は何人ぐらいいるのか？」といったような順当なお尋ねだったので、それなりに答えていました。ところが、詳しい企画書が送られてきてびっくりしました。そこには、タレントさんたちをアルコール依存の「予備軍」に見立てて演技してもらうから、お酒を前にするとどんな状態になるのか、全身がブルブル震えるのか、眼がぎゅっとすわってくるのか、冷や汗がだらだら出るのか、そういう症状の演技指導をしてほしいと書いてあったのです。

これはちょっと、私にできる仕事ではありません。それに、こんなことは私の知る限り、起こりません。たしかに、長い間多くのお酒を飲んでいると、お酒が切れたときに体が震えたり、眠れなくなったり、ときには幻覚と言いますか、実際には存在しないモノが見えたり、音が聞こえたりすることはあります。けれども、お酒の瓶を目の前にすると、冷や汗をたらしてガタガタ震えるなんて、そんな月夜のオオカミ男みたいなことにはなりません。

その番組の制作会社の人たちは、何らかの「しろうと理論」に基づいて、こういう「症状」を見せれば、アルコール問題の啓発になると考えたのでしょう。テレビ局側にも、「面白く見せたい」「ショッキングに見せたい」という思惑があったと思います。そのとき私は、思い切って局側と闘うのが正解だったかもしれないと反省しています。

▼心の問題として▲

「しろうと理論」がなかなか根強い理由としては、多くの人にとってアディクションは、「縁がない」と考えられている事情があると思います。その一例として、日本心理学会が掲げている「２０１８年公認心理師大学カリキュラム」の「標準シラバス」を見てみましょう。[3] アディクションの問題は二カ所に出てきます。

まずは「健康・医療心理学」の中の、「医療現場における心理社会的課題及び必要な支援」として、「精神科（成人期）」内に、「依存症」があります。これを見ると、アディクションは成人の問題なのかと思うでしょう。実際には児童期や思春期も大切なのですが。

もう一つは、「精神疾患とその治療」の中に、「精神疾患総論」というのがあって、そこに多くの精神〝障害〟と並んで、「物質関連障害および嗜癖性障害」があります。この名称は世界保健機関（ＷＨＯ）の国際疾病分類（ＩＣＤ）や、アメリカ精神医学会の『精神疾患の分類と診断の手引』（ＤＳＭ）から出てきたものでしょう。この単元では精神医学の考えをさっと紹介するだけ、といった感じになりそうです。

このように、二つに分かれていることがすでに問題であり、しかもその扱いは大きくはありません。もっとも、勉強しなければならないことがあまりに多く時間の制約もありますから、小さくても仕方がない、無視されてないだけまし、とも言えるのですが、これをひととおり勉強したとして、「では心理の立場としてどう考えるのか？」について、何か言うことができるでしょうか。

「心理学の立場ではどう考えているのか？」。こう話を振られたときに何か言えるようになりたい。それが本書を書いた動機の一つです。

第2節　問題の多様性

▼言葉と概念の整理——歴史的な変遷▲

歴史的に言うと、アディクションの問題が最初に認識されたのは十九世紀のヨーロッパやアメリカで、主な問題はアヘンでした。その頃、「やめるにやめられない状態」は何と呼ばれていたかというと、「中毒」です。ある種の化学物質が何かの毒性を持っていて、その性質として「やめるにやめられなくなる」と思われたようです。この名残は今でもあります。「アルコール依存」というよりも「アルコール中毒」、略して「アル中」のほうが、通りがよかったりしますね。

しかし、毒性学が進歩してくると、「中毒」は化学物質を使った結果として、主に身体に起こってくる有害な反応のことである、と考えられるようになりました。お酒を飲みすぎて肝臓を悪くしてしまうのは、「慢性アルコール中毒」です。けれども、お酒が欲しくてやめられない状態、その「気持ちの問題」は、どこがどう中毒しているのか分かりません。だから中毒とは別の概念が必要でした。

長い紆余曲折をへて、話は二十世紀半ば、一九五〇年代に飛びます。

その頃、世界保健機関（WHO）には、いくつかの専門家委員会がありました。その一つに、新しく開発された薬物や、世界各地から報告される〝問題な〟薬物の使用例を調べ、一つ一つの品目についてどのような規制をすべきかを検討していた委員会があります。

その委員会では古くから、「ある薬物を使っているといつの間にかやめられなくなる」状態を、「習慣」と呼んでいました。この名残も今でもあります。風邪薬などの注意書きに、「習慣性がある」と書かれているものがあるでしょう。ところが、麻薬や覚醒剤の弊害を考えると、「習慣」という言葉は軽すぎるのです。専門家委員会は「習慣」に替えて「嗜癖」、すなわちアディクションという言葉を使うことにしました。

では、どのような状態がアディクションとされたかというと、第一に、ドラッグに体が慣れて身体的に依存した状態になっていること、つまり、クスリをやめると禁断症状が出るということです。第二に、そういうドラッグ類が欲しいという強い欲求、つまり渇望が存在すること。第三に、それによって個人と社会に弊害が出ていること。この三つでした。これはまあ、問題の深刻さを認識してもらうという点では、「習慣」といった軽い言葉よりは良かったでしょう。

ところが、ここに一つ問題がありました。覚醒剤のような「アッパー系」[*2]の薬物では、身体的な依存状態にはならないのです。これはよく誤解されるところで、「覚せい剤に禁断症状がない？ そんなバカなことがあるか」と思われる方は多いでしょう。たしかに、覚醒剤を使うと、体の中からそれが抜けていくときにやたらに眠い、だるい、気分が沈む、といった「離脱症状」が出ます。出ますが、これはたった一回使っただけでも出ます。何度も繰り返して使って、依存状態になったから出てくるわけではないのです。モルヒネやヘロインの「禁断症状」とは違うものです。

そういうわけで、WHOのアディクションには、覚醒剤やコカインなど一部の化学物質が該当しない、と

＊2 コカインや覚醒剤のように中枢神経系を興奮させる化学物質を示す通称。ニコチンやカフェインも「アッパー系」。それに対して、アルコールや睡眠薬のように中枢神経系を鎮静させる化学物質を、「ダウナー系」と言う。

いう問題がありました。そこで、一九六〇年代になると、WHOでは「アディクション」とは言わず、「依存」（dependence）という言葉を使うことになりました。

「依存」は、科学的な実験に基づいて厳密に定義された言葉です。ちょっといかめしいですが、「生体と薬物の相互作用の結果として生じた状態」とされています。依存には、精神依存と身体依存という二つの顔があります。精神依存とは、その薬物の効果を経験したいという強迫的な欲求がある状態、身体依存とは、薬物の体内の濃度が下がってくると特有の症状が出てくる状態のことです。一つの薬物が両方の状態を招くこともあり、ものによっては身体依存を起こさないものもあります。

「依存」という言葉は、こういう状態を示しています。つまり薬理学の言葉なのです。個人や社会への弊害のことは考えていません。弊害が大きいか小さいかは、個人の特性や社会の状況によって変わるからです。

こうして、「嗜癖」に替わる「依存」という言葉に落ち着いていたのですが、一九八〇年代になると、化学物質以外の対象への「依存的」な状態が問題になってきました。その代表がギャンブルです。「ギャンブルにのめりこんでやめられない」という状態は、たしかに薬物依存によく似ています。これは一九八〇年のアメリカ精神医学会の『精神疾患の分類と診断の手引』（DSM）から、「心の病気」として認定されました。しかし、その頃は「衝動がうまく制御できない心の病気」と考えられていました。

ところが、ギャンブル問題の症状が薬物依存に似ていること、薬物依存と同じような心理療法が有効であること、当事者の家族にアルコールやドラッグの問題を抱えた人が多いことなど、いろいろなことが分かってくると、「衝動制御の問題」というよりもむしろ、「薬物依存に似ている」という考えが有力になってきました。この考えが今の日本に浸透しています。すなわち、私たちは「ギャンブル依存」「ゲーム依存」「ネッ

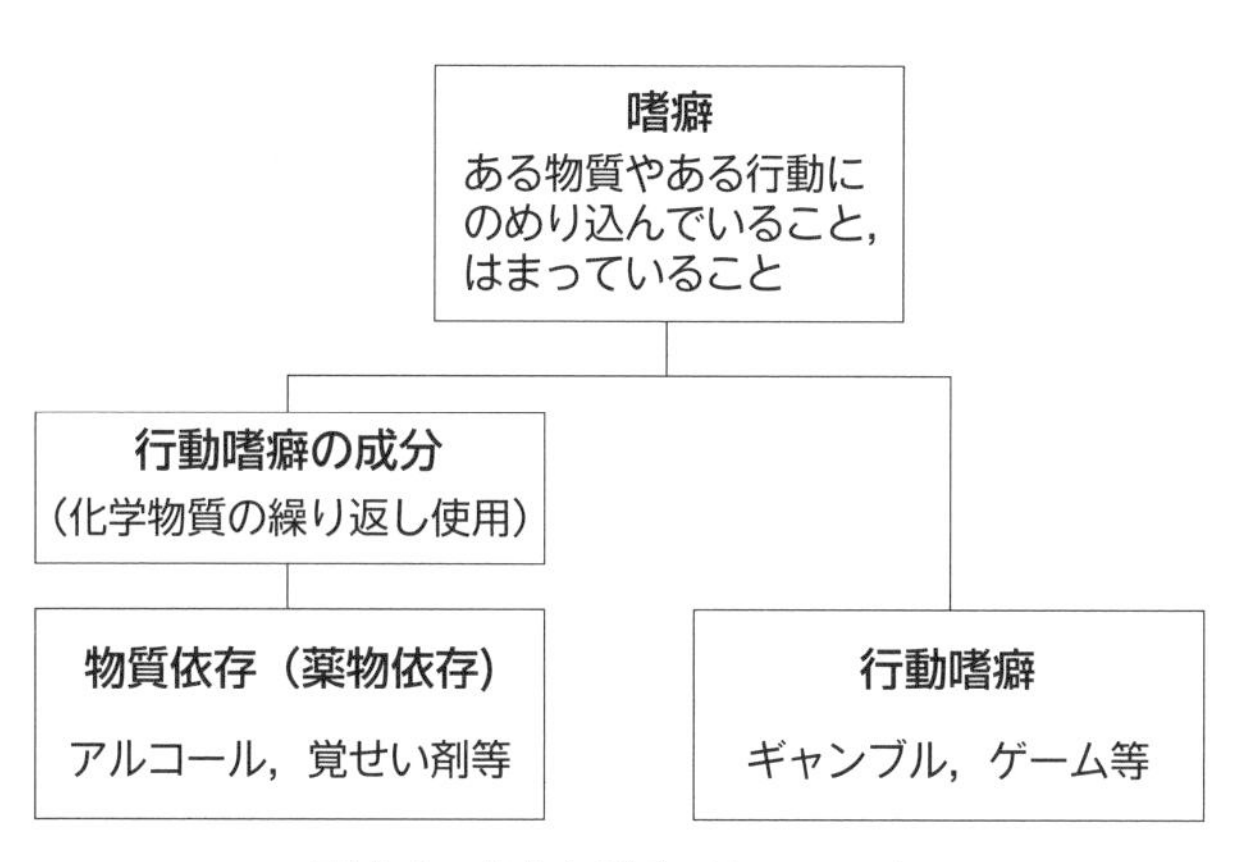

図 1-1　依存と嗜癖（和田，2021）

ト依存」などと言います。法律の名前からして「ギャンブル等依存症対策基本法」というのです。

しかし、海外の文献には、「gambling dependence」とか「gaming dependence」とかいった表現はまったく見当たりません。つまり欧米では、「dependence」は化学物質だけに使うという用語法が徹底しているのです。これはなぜかというと、先に申したとおり、「依存」は化学物質と生体の相互作用によって引き起こされた状態であり、その背景には、特定の化学物質が特有の性質を持っているという薬理学的な知見があるからです。そのため欧米では、そこまで厳密にメカニズムの分かっていない「依存的」な状態のことを、古い概念を復活させて「addiction」と呼んでいます。

いろいろな言葉や概念の問題について、今のところ多くの専門家は、図1-1[4]のように考えています。

「依存」は、アルコールやドラッグなど、なぜ「やめられなくなってしまうのか」がかなりはっきり分かった化学物質に使う。ギャンブルやゲームなど、メカニズムのはっきり分かっていない対象の問題は、「嗜癖」と言う。ただし、両者を統合する概念も、いちおう「嗜癖」としておく。これは言葉遣いのルールみたいなものです。

ただし、化学物質を使う行為には、同じことを何度も繰り返す、その行為が次第に儀式的・強迫的になるという「行動嗜癖の成分」が含まれています。たとえば、覚せい剤を使う人は、粉を溶かして注射器に入れる、注射針を静脈に刺す（かなり技術が必要です）、ゆっくり注入する、といった行為にハマっている可能性があります。そこで、図1‐1のように、物質依存に至る前に「行動嗜癖的な」反復行為があると考えます。

なお、本書ではカタカナで「アディクション」としています。なぜかというと、「嗜癖」を辞書で調べてみると、「あるものを特に好き好むクセ」などと書いてあって、英語のアディクションのように「そこに問題がある」というニュアンスが入っていないからです。

▼対象の多様性▲

アディクションの問題は複雑です。各論はできますが、総論は難しいのです。つまり、シンポジウム等で何かのお話をするとき、暗にアルコールを想定しているか、覚醒剤を想定しているかで、話すべきことがまったく違ってきます。ギャンブルとなると、これまた別の話が必要です。したがって、本書のように「アディクション」と全部をくくるのは、実は乱暴な話なのです。

それを分かっていただいたうえで、まず化学物質について考えると、実はここにもいろいろな対象があり、それぞれに心理的な背景の違いがあります。ちなみに、これまでは「薬物」「ドラッグ」「化学物質」といった言葉を混ぜて使ってきましたが、これからは、語感はちょっと硬いですが「化学物質」に統一します。「薬物」は医薬品とまぎらわしく、「ドラッグ」は幻覚作用のある特定の化学物質を想像させるからです。

まず、覚醒剤や大麻など、違法な化学物質を使う問題があります。この背景には、「ルールを破る」という心理が働いていると思われます。ルールを破る行為は「逸脱行為」と呼ばれ、昔から、それこそ十九世紀にエミール・デュルケームが「アノミー」[*3]という考えを提唱した頃から、社会学、犯罪学、心理学、精神医学などで盛んに研究されてきました。

心理学的には、逸脱行為の背景には「規範意識」の乱れ、もしくは低下があると考えられています。「青少年の規範意識を高めるにはどうすればよいか」といった研究がたくさんあります。ただ、どんなに人々の規範意識がしっかりしていても、「自分はみんなとは少し違う」という「示差性」に魅力を感じる人はいます。これはなぜかと考えると、いわゆる示差性は、特に男性の場合は、繁殖が可能になった成熟段階に達した動物が「オレはほかのヤツとは違って強い」と異性にアピールする、「ディスプレイ」という行動がルーツだったと考えられるからです。その行為に魅力を感じる異性が存在するかどうかは別として、私らが「ダメ、ゼッタイ」と繰り返しても、違法なものに手を出す行為はゼロにはならないでしょう。

第二には、アルコールやたばこのように、ある年齢を超えた人にとってはルール違反ではないけれど、過剰な摂取は個人や社会にとっての弊害が大きいにもかかわらず、「節度のある摂取」にとどめておくことができない人がいたり、そういう場合があったりするという問題があります。

＊3　法を示すギリシャ語の「ノム」と、「〜が無い」状態を示す「ア」を組み合わせた言葉。社会的規範が失われて社会が混乱した状態のこと。フランスの社会学者エミール・デュルケーム（1858–1917）が使い始めた。

アルコールやたばこも結局、化学物質としてはヘロインやコカインなどと、どこか共通した性質を持っていることは確かです。ですが、こうした化学物質には「ハードドラッグ」[*4]に比べると、感受性の個人差が大きいという特徴があります。これは、私のように動物実験を仕事にしてきた者にはよく分かることで、コカインやモルヒネを「好む」動物を作り出すのはさほど難しいことではないのですが、アルコールやニコチンとなるとそうはいきません。ちょうどよい実験条件を探るのがひと苦労で、それでも全例が好むようにはなりません（Column 1参照）。こうした物質へのアディクションの心理的な背景を考えると、「ほどほどのたしなみ」でとどめておくことのできる人と、そうでない人との違いは何だろうか、という問題に行きあたります。

しかし、それで終わりではありません。第三の問題として、お医者さんに処方してもらった医薬品への依存という問題があります。これは、とりわけ「抗不安薬・睡眠薬」に多い問題ですが、痛み止め、咳止めなどでも見られます。

これには大きく分けると二つの問題があります。一つは、いわゆる「ドクターショッピング」をして、いろいろなお医者さんに似たような薬を処方してもらってそれを溜め込み、あるときガバッと飲んで「オーバードース」（過量摂取）になってしまう問題。ただし、これは「おくすり手帳」などを活用して、薬剤師さんが乱用防止の第一線に立つことで、だいぶ改善されてきました[(5)]。そうかと思うと二つ目の問題として、決め

＊4　医療ではない目的で使用され、所持や使用が規制されている化学物質のうち、作用が強烈で弊害も大きな物質を「ハードドラッグ」、そうでない物質を「ソフトドラッグ」と呼ぶことがある。しかし、科学的な定義ではないので、専門家が議論の中で使うことはない。

Column 1　薬物の自己投与という実験

人間以外の動物を使った基礎実験で、どこまで精神医学的・臨床心理学的な問題に迫ることができるかは、大きな問題です。まず何よりも大事なのは、倫理的な配慮です。できることなら生きた動物を使わない代替法を考える、やむを得ず動物を使う場合でもできるだけ数を減らす、さらに、動物に苦痛を与えないような最大限の配慮が求められます。

それでもなお、化学物質を強化子としたオペラント条件づけの実験は、物質依存の理解を進めるうえで大きな役割を果たしてきました。しかしながら、この実験は動物が生息している環境とは大きく異なった実験箱の中で行いますので、「お粗末な実験」と揶揄されることもあります。それは、この実験の意味が正しく理解されていないからだと思います。この実験は、動物を物質依存の状態にすることが目的ではないのです。ときには実験者自身もそのことを誤解して、「ラットがコカイン依存になったから、レバーを押してコカインを求めるようになった」などと言うことがありますが、それは違います。

この実験の目的は二つあります。一つは、化学物質の製造、流通、使用などを規制する必要があるかどうかを判断する資料を提供すること。二つ目は、薬物依存の生物学的な治療法の効果を検討することです。この実験はあくまでも化学物質の性質を調べるもの、また、検討中の治療法が強化効果を弱くするかどうかを調べるものです。したがって、「想定有罪」と言いますか、この実験に持ち込む化学物質には強化子になる性質があるという前提で、私たちは仕事を進めます。

そのために、動物や環境の条件を絞り込みます。演劇にたとえれば、主役の演技が目立つように、脇役や舞台装置、照明などを工夫するのです。具体的には薬物の量と濃度、注入速度など、そして動物の生育歴や薬物体験の有無、オペラント行動の訓練方法、さらに部屋の照明、騒音、温度、湿度など、検討を要する因子がたくさんあります。

コカインやモルヒネは神経科学的な作用がシャープなので、実験条件の変動にはかなり許容範囲があります。オーケストラの中でトランペットが響き渡っているようなものです。けれども、ニコチンやアルコール、大麻の成分となると、作用は複雑で多様です。強化子になる効果は薬理学的な主役とは言えません。弦楽器や木管楽器のアンサンブルの中で、何かが響いているといった感じです。だから実験条件が少しでも変わると、強化子としての効果が見えにくくなります。なにしろ「推定有罪」ですから、私たちは何とかしてポジティブな効果を出すための実験条件を探します。たとえば、薬の量が多すぎると動物も不快になります。少ないと効きません。ちょうど良い頃合いの量がどこかにあるはずです。それを探すのが至難のわざです。

また、体内に薬を入れる速度も大事です。有効成分が素早く脳に届くので速いほうが良いはずですが、あまりにも強烈だと副作用も強いので、良い頃合いを見つけなければいけません。

この実験は学習心理学の応用なので、動物の経験も大事です。スイッチを押すという行動と、その結果として自分の中に起った変化との関係が分からないと、実験が成立しません。ときには別の薬で予備訓練をした動物を使うこともあります。アルコールなどは口から飲ませる方法を使うことが多いのですが、この場合、スイッチを押して胃の中にアルコールが入ってから脳に届き、何らかの自覚効果が生じるまでには大きな時間差があります。そうなると、関係に「気づく」のは難しくなります。

心理学を学んだ方ならお分かりのとおり、実験には条件の絞り込みが必要です。独立変数、媒介変数、従属変数が特定できてから実施するものです。映画にたとえればクローズアップの絵ですから、統制不能なノイズの影響を極力排除するので「人工的だ」という批判は当然ですが、そうしなければ見えて来ないものを見るためにやるのです。

られた用法・用量を守って飲んでいるにもかかわらず、やめられない状態になってしまう「常用量依存」というのもあります。これはもともと、そういう薬を使う正当な理由があるわけなので、「もうあなたは卒業できました。薬に頼らなくてよいです」ということを、丁寧に説明する必要があるでしょう。[6]

もちろん、薬に頼らないための「こころの支え」も必要です。医薬品への依存の背景にある心理は、ご自分が抱えている心の問題があまりに大きい、ほかの方法では解決できない、という実感かもしれません。

さらに、ギャンブルやゲームといった、化学物質以外の対象への「アディクション」も大きな問題です。一九九〇年代頃には、「行動へのアディクション」は本当にあるのか、といった懐疑的な論調もありました。[7]しかし、人間の脳の研究が進み、私たちの脳がどんなふうに活動しているかを生きたまま画像として解析できるようになると、化学物質に反応する脳の部位と同じ神経回路が、「自然の報酬」に対しても反応していることが明らかになりました。だから、「自然の報酬」に対するアディクションがあってもおかしくない、というわけです。このとき「自然の報酬」として考えられたものの代表はおカネ、食べ物、セックスでした。ところが、臨床でまず問題になったのはギャンブルです。そこで、「自然の報酬へのアディクション」という考えの妥当性を判断するためには、「ギャンブル・アディクションの人々はおカネが欲しくてやっているのである」という証拠が必要でした。ところが、「問題な」ギャンブルと「遊び的」なギャンブルを分けるのは、おカネではありません。それは、大損したときに、「もう一回大勝負に出て取り戻そう」と思うかどうかです。[8]こうなると、この心理は化学物質への依存とは少し違うもののように思えます。もっとも、このあたりはもっと研究が必要です。

ギャンブルの次に問題になったのはゲームでした。しかもこれは、多くの場合、インターネットを介したオンラインゲームです。この問題はすでに世界中で多くの研究が行われていますが、それらを調べてみると、どうやら年少の方々の心の発達と関係があるのではないかと思えます。いわゆる「発達障害」との近さが見えてくるわけです。もっとも、ここには「オンラインゲーム」「オンラインではないゲーム」「ゲームではないネット・スマホの使用」という三つの問題があります。心理の考察もこの三つを切り分けで、どこが共通でどこが違うかを、見極めながら進めなければなりません。

化学物質ではない対象へのアディクションについての報告は増えています。買い物、万引き、性行為、痴漢的行為、食行動、暴力行為、エクササイズなど、「どこまで拡張されるのか」と言われながら、減ってはいません。

この先どうなっていくのか、私にも分かりません。ひょっとしたら人間が生きていくこと自体に、どこかアディクションの要素があるのではないかと思うときもあります。なぜ経済は成長し続けなければいけないのか、なぜ所得は増えなければいけないのか、なぜ技術は進歩しなければならないのか、それはある種のアディクションではないか。ときにそんなことを考えます。この問題を考えるのは本書の範囲を超えますが、最後の章で少し触れます。

▼進行段階の多様性▼

アディクションの対象がこのように多様である一方で、一人の人間の中でのアディクションの「進み具合」にも、多様性があります。対象の多様性を横糸とすると、縦糸があるわけです。誰しも最初から、抜き差し

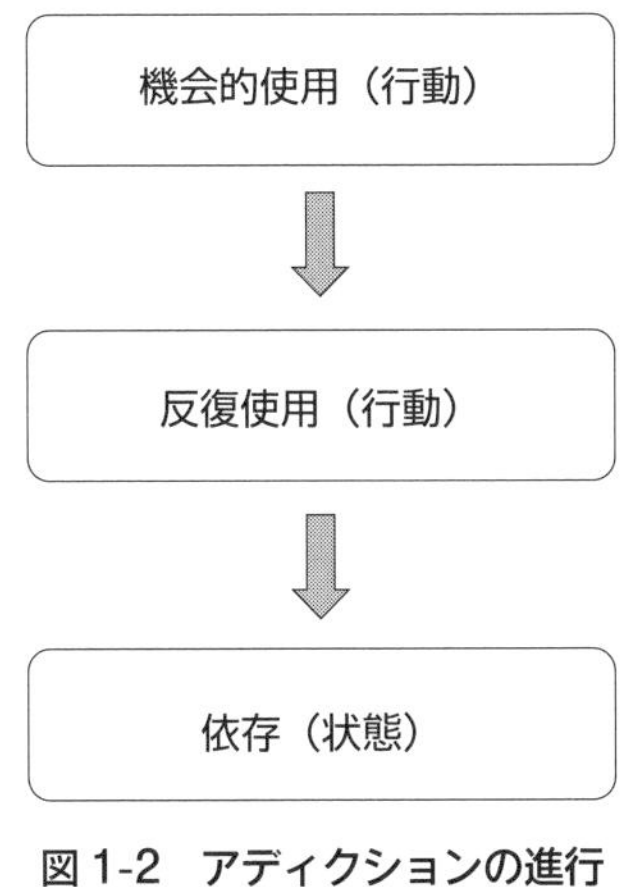

図1-2　アディクションの進行

ならないアディクションなのではありません。アディクションは進行していくものです（図1-2）。

化学物質の例で考えると、最初は「機会的使用」、すなわち「お試し」の段階があります。ギャンブルもそうでしょう。最初は掛け金も小さく、遊技場へ行く回数も少ないです。それが少しずつ使う機会や量が増え、「反復使用」の段階になります。ここが自動的に進行するのか、何か心理的な背景があって進行するのかは、難しいところです。しかし私たちは、化学物質の場合は、基本的に物質の固有の作用によって、ある程度は自動的に進行する可能性があると考えています。

そのことを、アルコール依存の治療にたずさわった先駆者のひとりで、文化人としても知られた、なだいなだ先生は、東京から新幹線で西へ行く旅になぞらえています[9]。ふと窓の外を見ると小田原だった。なんだ、いくらも来ていない。自分はいつでも引き返せると思う。しかしその新幹線は「のぞみ」だった。どうあっても名古屋までは連れていかれる……そういう旅です。

だが、本当に自動的なのか、心理の問題はまったくないのかとなると、それは分かりません。反復使用が続くと、化学物質の「依存」の状態に進むと考えられます。これも、ある程度は自動的に進行していく可能性があります。特に身体依存を起こす物質の場合は、体が化学物質に慣れて、一定の濃度以上の化学物質が体内に存在していないと、正常な生理機能が営めなくなるからです。

ところが、この段階になると、心理にも大きな変化が現れます。初期には化学物質、あるいは特定の行動

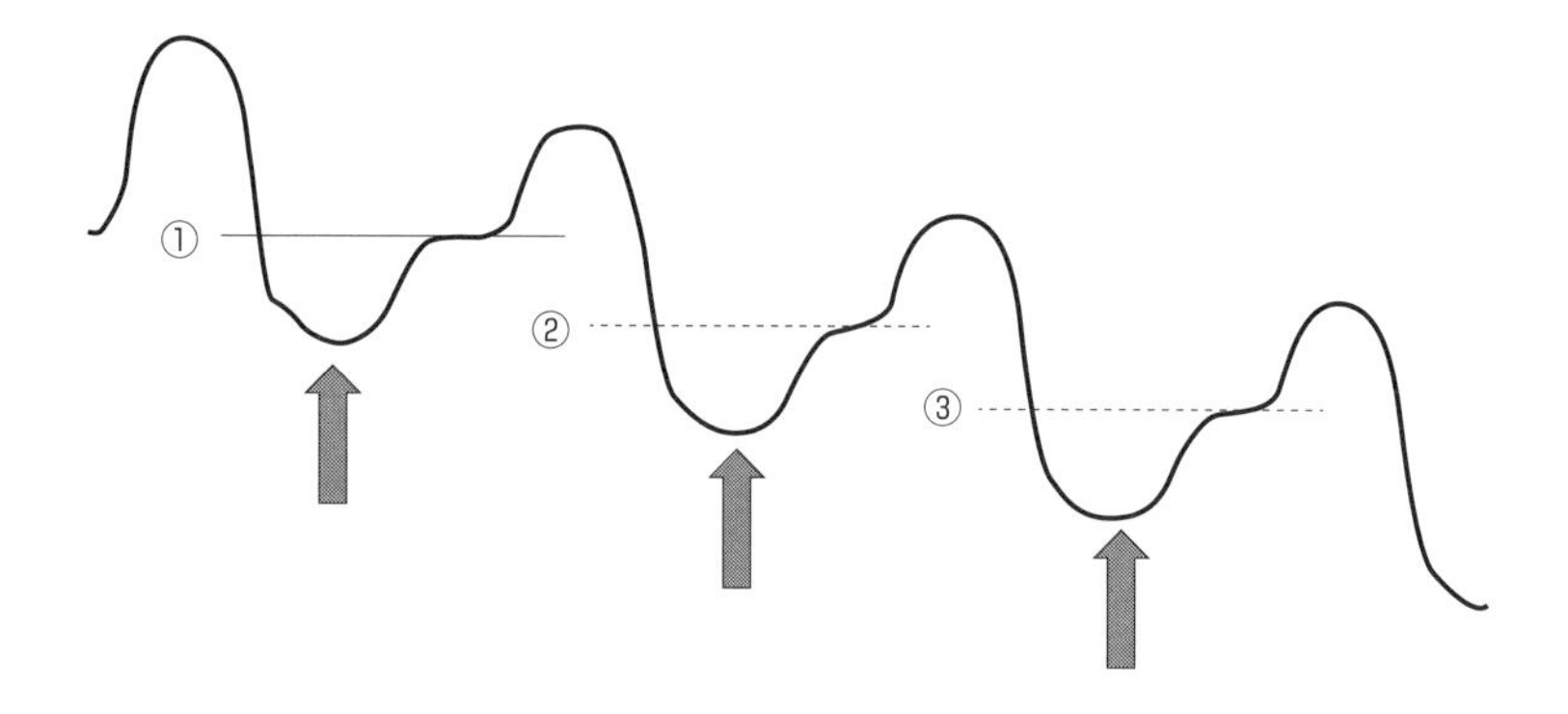

・①が恒常性維持のポイント。落ち込んだ気分をここまで戻そうとする。
・どん底で薬物を使うと（→）、ピークは当初のレベルまで行かない。
　だが、落ち込みは起こる。
・今度は②のところまで気分を戻そうとする。だが、今回も…

図 1-3　依存の進行に伴う気分の変化（Koob & Le Moal, 2001）

による、一時的な「ハイ」があると考えられます。しかし、人間には気分を一定に保とうとする性質があるので、ハイになった後は必ず落ち込みが来ます。これは心理学の理論なので心理学を勉強する人は知っておいてください。「相反過程理論」と言います。[10]この落ち込みから回復しようとして、もう一度物質を使ったりギャンブルをやったりしたとします。そうすると、また一時的にハイになりますが、出発点が最初とは違います。だから、最初のような高揚感はありません。それなのに「ゆりもどし」の落ち込みは来ます。

　これを繰り返していると、図1-3[11]に示すように、気分はだんだん不快優位に傾いていきます。相反過程理論で予測されるような「ここまで気分を戻そう」とする目標が、だんだん下振れしていくわけです。しかもこの頃では、この落ち込んだときには、後悔、寂しさ、悲しさ、つらさ、怒りといった、ネガティブな感情に敏感になると言われています。

　これが依存状態であるとすると、私はその昔、自分が薬物乱用防止の啓発イベントなどに呼ばれてお話をしてきたことが、間違っていたと思わざるをえません。二十年くらい前に私はどう言っていたかというと、乱用されるような物質は圧倒的な快感を引き起こす、これは忘れられないほど強いので繰り返して経験したくなる、この快楽追及のなれの果ての姿が依存だ、とお話ししてきたのです。しかし、それは事実ではないようです。本当は、物質依存の状態になった人は大変苦しいのです。その苦しさは、圧倒的な不快感に襲われて、わずかな隙間にしか生きる手立てがないような、そんな状態です。

ところが、これで終わりではないのです。アディクションは、いったん脱出してからが大変です。再発とか再燃とか言われる状態が長く続きます。九九%は普段の日常生活が戻っても、残り一%に何か熾火（おきび）のようなものが残っています。その心は何なのでしょうか。これは記憶の一種なのかもしれません。しかし、それだけではないかもしれません。この再発の防止に向けた努力は、おそらくその人が生きている限り続くでしょう。

それを、つらい努力だと思っていてはいけないのです。「お父さんは、好きなお酒もやめさせられてかわいそう」と思うのは間違いです。すでに述べたように、「好き」ではないのですから。泥の海の中でおぼれているのだから、脱出し続ける暮らしに希望と喜びがあります。その明るい日々を共に味わうのが、私たちの役目です。

第3節　アディクションへのアプローチ

▼生　物▲

薬物依存の理解が大きく進んだのは、一九六〇年代です。その進歩を促したのは、オペラント条件づけを利用した、「薬物の自己投与」という動物実験でした（図1‐4）。

オペラント条件づけのことはご存じでしょう。スキナーが考えた「行動分析学」の基本です。動物がスイッチを押すと餌粒が出てくる。私たちは実験実習でやったものです。この餌粒の代わりに化学物質を使います。動物の静脈にあらかじめ細いカテーテルを植え込んでおき、スイッチを押すと、少量の薬液が体内に注入されるようにします。そうすると、人に乱用される化学物質の多くは、正の強化子として働き、自発的な摂取の頻度を増やします。すなわち、ある種の化学物質には、固有の性質として「強化効果」があるのです。それはどうしてでしょうか。脳のどこで何が起こって、このような自発摂取が増えるのでしょうか。

こうした研究は、その後二十年間で大きく進展しました。現在私たちは、「ドラッグのアディクションになるのは、あなたの性格や意志の弱さの問題ではない」と言います。その根拠はこの実験です。この主張は、当事者が抱える心の重みを、ある程度軽減しただろうと思います。しかし、前述したようにこの実験はなかなか難しいので、一部のハードドラッグを除くと、現在の研究の主流は「個人差がどうして生じるのか」に移っています。遺伝的な素因なのか、成育歴の影響なのか、現在あるいは直近の環境に問題があるのか。動

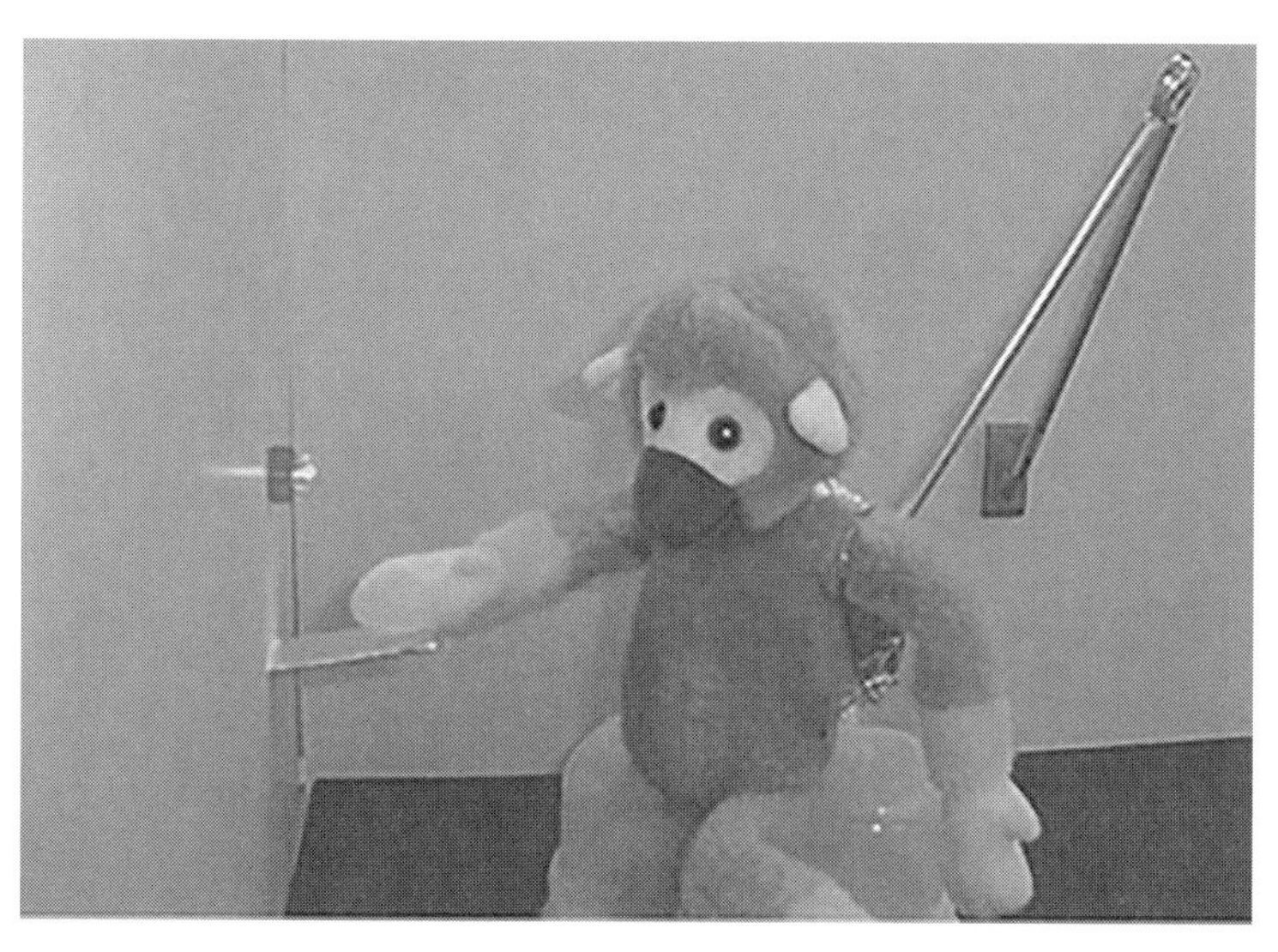

図 1-4　自己投与の実験

物を使った基礎研究や、人間の脳の活動を画像で調べる研究、発達心理学的な研究や、社会心理学的な研究など、たくさん行われています。

こうした研究には私も少しかかわりましたが、主に二つの意味があります。一つ目は、「あなたがアディクションになったのは生物学的に当然な反応である」と、了解できることです。納得できるのです。アディクションは不義や不道徳ではありません。むしろ、こんな素因を抱えて、こんな環境で育って、それであなたが非の打ちどころのない品行方正な人間になったら、そちらほうが異様です。二つ目の意味は、背景を理解することによって、合理的な対処法が設計できることです。「何か良さそうなことは何でもやってみよう」という時代は終わったのです。

▼心　理▲

アディクションへの心理学的なアプローチは、多くの心理臨床と同じく、アセスメントとトリートメントという二本柱で進んできました。たとえば、アセスメントとしては、さまざまな臨床評価尺度の開発があります。しかし、それを私が見るところ、大昔に開発されたものは別として、多くは精神医学の診断を補完するものになっています。すなわち、医学的な診断基準を参考にして、その中身を深堀りし、因子構造を探ったり、重篤度を判定するカットオフポイントを決めたりしています。

それが悪いとは言わないが、もっと心理学独自のアプローチがあってもよいのではないでしょうか。心理学には、人間とは何か、人間の心とはどんな姿をとるものだろうか、といったことを独自に研究してきた歴史があります。診断ありきで出発するのではなく、そもそもその背景は何だったか、当事者や家族一人ひとりの心に焦点を当てたアプローチとは何か。こういったことを、あえて医学から少し距離を取って考えることができるはずです。

一方、トリートメントのほうでは、動機づけ面接や認知行動療法が大きな成果をあげています。これは、心理学から精神医学に逆輸入されたと言ってもよいでしょう。しかし、それだけでは何か物足りない感じがします。なぜかというと、こういったセラピーは結局のところ、その人を職場や学校に戻す、そこで機能できるようにすることを目指すからです。

もちろん、それが悪いわけではありません。むしろ、それ以外に何ができるのか、と言われるでしょう。とかく人の世は住みにくい。けれども、夏目漱石が『草枕』の冒頭で書いたように、「ただの人が作った人の世が住みにくいからとて、越す国はあるまい。あれば人でなしの国へ行くばかりだ。人でなしの国は人の世よりもなお住みにくかろう」というわけです。しかし、この言葉はこう続きます・・・「越す事のならぬ世が住みにくければ、住みにくい所をどれほどか、寛容（くつろげ）て、束の間の命を、束の間でも住みよくせねばならぬ」。心理学は、この後段のところをもっと考えてもよいのではないでしょうか。つまりそれは、環境の調整ということです。あなたにふさわしい環境とは何かを、積極的に模索しても悪くはないでしょう。

私は本書ではあえて、「診断と治療」から離れたアプローチを試みようと思います。それは、人の心理や行動をできるだけ心理学の原理に照らして考え、可能なかぎり大きな枠組みの中に位置づけてみることです。映画にたとえれば、ロングショットで撮影してみようとすることです。こうすることによって、「あの人たち」と「私たち」は違うという狭い枠組みをふりほどくことができます。

考えたら、心理学の基本は「自分とは違う他者」の存在をいかにして了解するかにあるでしょう。「了解」というといかめしいが、ドイツ語では「verstehen」で、「理解」と同じです。そしてこの言葉のもともとの意味は、「あなたの立場に立つ」ということなのです。

▼社　会▲

アディクションは、社会から浮いたところに存在する問題ではありません。日本の社会でゲーム・アディクションが深刻になったのなら、どこかそこには現代の日本社会が抱える問題があったはずです。社会的な問題も、ある程度は医学に吸収されることは事実であり、たとえば貧困と肥満の関係などがよく知られています。[12] 最近読んだ論文に、シリアの大学生の喫煙率を調べたものがありました。これが男性で約六〇%と、異様に高いのです。[13] この論文では歴史的な経過をフォローできていませんが、おそらくここに内戦の影響があることは疑えないでしょう。

日本の戦後史をざっと眺めてみると、第二次世界大戦の直後にまず問題になったのは、ヘロインの乱用でした[14]。この様子は一九六三年の黒澤明監督の映画『天国と地獄』に活写されています。戦後の混乱期、生きる希望を失った人たちが、オピオイドの酔いに身を任せたのでした（Column 2参照）。そして、私が小学生の頃には、「シンナー遊び」が大きな問題になりました。集団就職で都会に出てきた少年少女たちは、「金の卵」という美しい言葉とは裏腹に、待遇の良くない単純労働に使役され、望んでいたような社会的な地位の獲得からは見放されたのでした。

その後、「第二次」と呼ばれる覚醒剤の乱用流行が起こりました。覚醒剤がどういう社会的背景で乱用されるようになったかは、一九八二年の柳町光男監督の映画『さらば愛しき大地』に見事に描かれています。高度経済成長の裏側で、伝統的な暮らしを維持してきた農村社会は崩壊しました。そこには激しい労働と刹那的な享楽がやってきたのでした。今はこうしたブームも下火になり、とりわけ若い人たちの間で、大麻がこれからどうなるのかという曲がり角にさしかかっています。

「歌は世につれ人につれ」と言いますが、アディクションもそうなのです。非合法な化学物質だけではなく、アルコールとたばこのステータスも大きく変わりました。また、たとえば典型的なギャンブル問題であるパチンコのことを考えると、一九九〇年代に「確率変動」（確変）というシステムが導入されたことが問題の表面化に大きな影響を与えたように思われます。インターネットを介した人のつながりという問題は、もちろん一九九五年以前にはなかったものです。社会的な背景を考えずにアディクションのことを考えるわけにはいかないのです。ただし、この考察は私の専門ではありませんから、あまり深入りせずにおきます。

Column 2　映画に描かれたアディクションと世相

　アディクションは、芸術家にさまざまなインスピレーションを与えてきました。文学にも音楽にもそのような例を見出すことができますが、映画となるとリアルタイムで世の中に起こっていることがストーリーや演技に影響を与えるので、観客である私たちも登場人物や時代背景を生き生きと感じます。

　本文中に記した『天国と地獄』（一九六三年）は、身代金誘拐事件がテーマで、背景には社会格差の問題がありました。戦後の復興をひとまず果たした当時の日本には、成功した人とそうでない人の大きな隔たりがあったのです。麻薬の過量投与で命を落とす人が出てくる場面があり、犯罪捜査の大きな決め手になります。また、戦後間もない時期に横浜に存在していた魔窟のような街が描写され、菅井きんさんが鬼気迫る名演技を見せています。日本では戦後すぐの覚醒剤乱用が取締法（一九五一年）で下火になった後、ヘロインの乱用が増えた時期がありました。そのヘロインは密輸されたものだったので、患者は横浜や神戸に多く、常習者の多くがヤクザやその関係者だったと言われています[14]。

　また、マリファナについては、ドキュメンタリータッチを取り入れた松本俊夫監督の『薔薇の葬列』（一九六九年）に、当時の新宿に巣食う若者たちが吸引しながら騒ぐ場面があります。この作品は池畑慎之介さんのデビュー作、土屋嘉男さんの怪演が光る、ソポクレスの『エディプス王』を下敷きにした名作です。マリファナで「ラリった」若者たちは楽しく騒いでいるように見えますが、その背後には漆黒の虚無が口を開けている、都会に行けば何かがあると思ったのは幻想ではなかったか・・・そんなことが感じられる場面です。

　覚醒剤の第二期乱用ブームを下敷きにした、柳町光男監督の『さらば愛しき大地』（一九八二年）は、茨城県の鹿島が舞台です。私は自分の勤め先が鹿島にありますので、この町が穏やかで良いところであることはよく知っています。けれども、この映画の背景となった一九七〇年代後半から一九八〇年代初頭にかけては、臨海工業地帯の建設によって伝統的な農村社会が崩壊しました。昔ながらの人を日高澄子さんと奥村公延さんが名演しています。そんな情勢の中で、主人公の幼い息子二人が沼に落ちて死んでしまいます。農業よりも開発に関わるトラック運転手のほうが儲かる、開けていく土地にキャバレーができる、そこに「疲れが取れる」覚醒剤の誘いがやってきます。主人公に覚醒剤による幻覚が忍び寄るシーンは、屈指の名場面です。

　近年の日本には、アルコール依存を描いた名作がいくつか登場しています。アルコール依存の専門的な治療を受けている人は約四万人と言われていますが、その背後にはおよそ一〇〇万人もの未治療の方々がいると考えられ、大きな問題です。たとえば、鮮烈な青春映画で知られる東陽一監督の『酔いがさめたら、うちに帰ろう』（二〇一〇年）では、浅野忠信さん演じるカメラマンがアルコールに呑み込まれ、家族の支えを得て「生き直し」の日々を始めるのですが、その背景には世代間のアルコール問題がありました。雑賀俊郎監督の『カノン』（二〇一六年）も名作です。金沢の老舗料亭を舞台に、三姉妹とアルコール性の認知障害を発症した母が絆を取り戻していきます。鈴木保奈美さんが圧倒的な演技を見せます。これらの作品には専門医療施設の監修と助言が行われています。

　アメリカにも、ヒチコックの『白い恐怖』（一九四五年）や、ヘンリー・マンシーニの音楽が光る『酒とバラの日々』（一九六二年）などの名作があります。けれども、化学物質への興味をあおったり、その人々の人格を否定したりするようなことがあってはいけません。当事者や関係者が強い影響を受ける可能性もあるので、さまざまな配慮が必要です。フィクションは報道ではありませんが、多くの支援団体や専門家が力を結集して作成した「薬物報道ガイドライン」（二〇一七年）に準じた配慮が求められていると思います。

これ以後の章は、大きく分けて二部構成になっています。第2章から第7章までは、アディクションの当事者のお話や、文献の中によく出てくる心理的なキーワードを取り上げ、その意味について考えます。第8章から第10章までは、アディクションの状態から抜け出して、新しい生き方を手に入れるためのプロセスで必要なことは何かを考えてみます。最後の章は、私なりに、アディクションというものがなぜこの世にあるのかについて、考えたことを書きます。

第2章

「生きづらさ」――家族という桎梏

第1節　「生きづらさ」とは何か

▼人をアディクションに導くもの▲

人間が何らかの化学物質や行動のアディクションになるには、その人なりの「退っ引きならない」事情があります。それをアルコールの例で考えてみましょう。

大人がお酒を飲む理由はさまざまですが、特に依存ではない人がお酒を飲む動機を、予備研究含めて成人一五三名、成年に達した大学生一二六名を対象に調査して整理した研究があります。その論文によれば、その動機は三種類の快感です。すなわち、味や香りを楽しむ「感性的快」、産地や醸造法について「うんちく」を語る「認知的快」、酒のある食事全体の場から楽しみを得る「食事性快」の三つです。これらがお酒に親

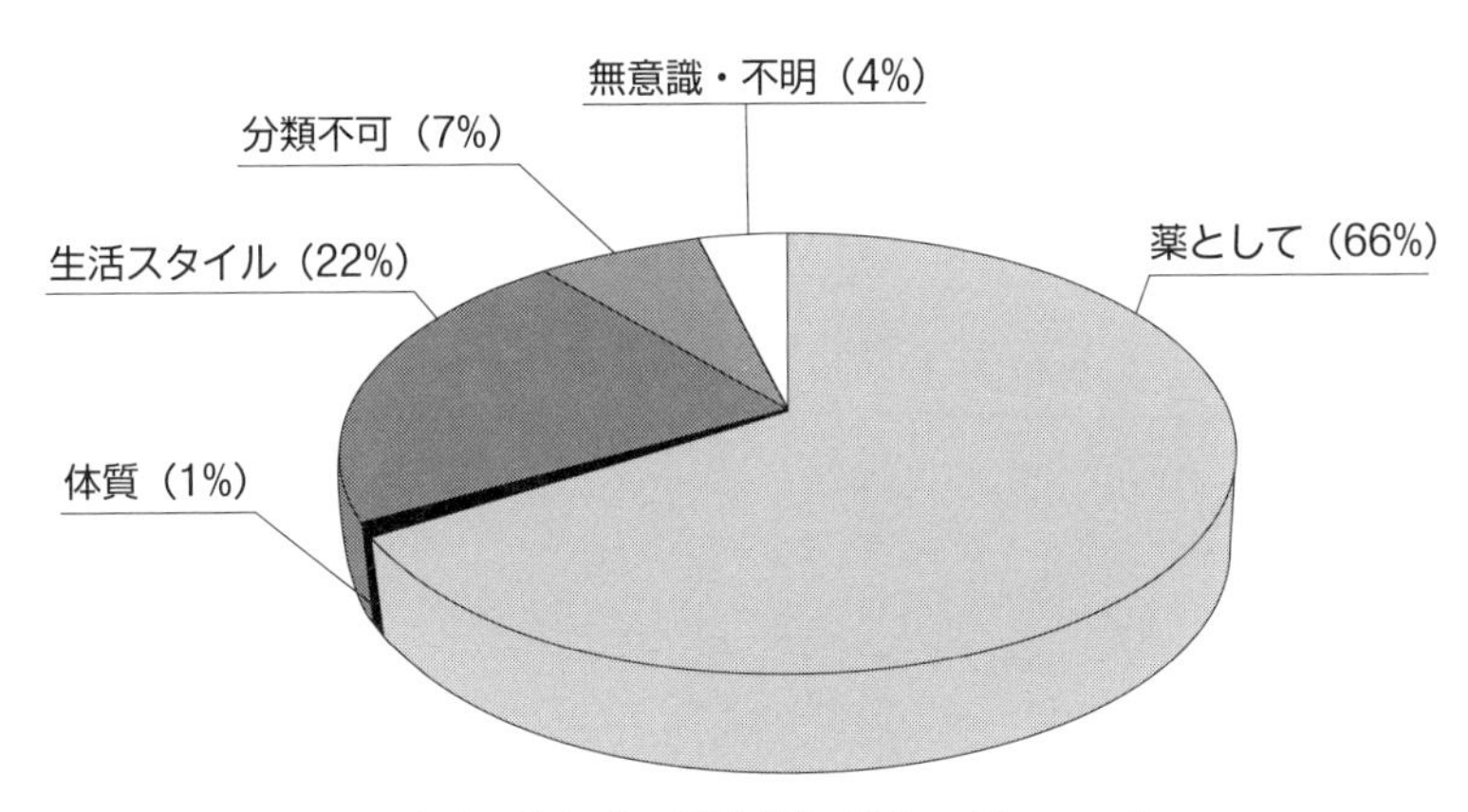

図 2-1　依存者の飲酒動機（若林・小畑，2018）

しむ方向に人間を動かしますが、酩酊を避けることと、過剰なカロリー摂取を避けることが、「お酒を飲まない」方向のブレーキ（抑制要因）になっています。こうして三種の「快」の暴走を調節しています[1]。

これに対して、飲み過ぎを繰り返し、アルコール依存になってしまった人々はどうなのでしょう。アルコール依存の方々は、いったいどういう動機でお酒を飲むのでしょうか。自助グループの方々に協力していただいて、それを調べた研究があります。自助グループの方々ですから、現在はアルコール依存の状態は脱しています。過去のことを振り返って答えてもらったのです。その結果を見ると、図2‐1のようになりました[2]。なんと、六六％の方が「アルコールは薬だった」と答えているのです。薬と言うからには、何かを治療するためのものだったはずです。その治療のために、お酒が必要だったのです。

こういう考えは「薬物依存の自己治療仮説」と言って、有名な仮説です。一九八五年にハーバード大学のエドワード・カンツィアンという精神科医が、ヘロイン依存の人とコカイン依存の人がそれぞれのドラッグを使う動機が違う、という事実に気づいて作りました。[3] いったい何を「自分で」治療するためだったのでしょうか。

▼当事者の語る「生きづらさ」▲

アディクションの当事者の言葉に耳を傾けると、こんな声が聞こえます。

・子どもの頃から「殻にこもっている」と言われてきた。今ではその「殻」は自分が作ったのだと思う。[4]
・今いる世界から早く抜け出したいと思っていた。家庭は奇妙な感じだった。両親は離婚していたにもかかわらず一緒の家に住んでいた。[5]
・緊張に満ちた息苦しい家庭で、いつも母の顔色を読んで機嫌をそこねないように注意していた。[6]

ここから読み取れる心理はどんなものでしょう。何かから必死で自分を守ろうとしています。攻撃されるかもしれないのです。強烈な違和感を感じています。細心の注意を要求されています。これらを端的に表現した言葉が「生きづらさ」です。

「生きづらさ」・・これはまた大きな言葉です。何かこう、窒息しそうな感じがします。言いたいことが言えない、泣いたり笑ったり怒ったり、そういういかにも人間的な反応ができない、そんな息苦しさが感じられます。

どうしてそんな「生きづらさ」を感じるようになってしまうのでしょうか。どうやらその「生きづらさ」の出処は、まずもって家族にあるようです。生きづらさを抱えた人々は、「親世代によって（世代間の）境界線を壊され、大人から守られていない子ども」[6]だと言います。

▼「生きづらさ」の由来▲

私たちがどんな人間になるか、つまりどういう行動を身につけるかには、まずもって育った家の家族の影響が大きいでしょう。私たちは、とりわけ親の行動を見ながら、どんなときに、何をすれば、どういう結果が起こるかを学びます。だから、こんなことが褒められる、こんなことが叱られるといった出来事には、一貫性が必要です。その一貫性がないと、私たちはどんなときに何をやったらよいのか、分からなくなってしまいます。

そこに一貫性がないとします。たとえば、酔っ払ったお父さんが、通常はほぼ毎日私に暴言を浴びせるとしましょう。そうすると私はそれに慣れます。慣れればそれなりの対応を身につけます。ところが、まれに、お父さんがやけに優しくなるときがあるとしましょう。すると、その慣れのプロセスがいったん止まります。そうなると、その次に暴言を浴びたとき、私はとても大きなショックを感じざるを得ません。なぜなら、慣れが阻害されたからです。

「じゃあ、いつもいじめるのが良いってのか？」。実はそうかもしれないのです。同じ程度のつらい体験なら、私たちは何とか対処できます。しかしながら、問題は、現実の世界には「同じ程度のつらい体験」は存在しないことです。殴られる、暴言を浴びせられる、無視される、延々と説教だか愚痴だか、ともかくそんなものを聞かされる・・・それらのインパクトが同じということはありません。だから、実際には慣れることはできません。いつも脅威の嵐にさらされているのです。

そういうときには、私たちは過敏になります。つまりお母さんやお父さんのちょっとした言葉遣い、ちょっとした表情の変化、ちょっとした素振りを読み取って、今はこうしなければならないのだ、と子どもなりに工夫するでしょう。これはとても疲れます。

▼人間関係のバランス▲

さらに、お父さんやお母さんが気まぐれで、ときにキレて、ときに優しくしてくれるとします。そうすると、私のアタマの中では「悪い親」と「良い親」が混在します。これは「認知的不協和[*1]」とでも言うべき状態なので、私たちは「優しいお父さんはホンモノではない」と思ったりします。ですから、たまに優しくしてくれても、「これを信じたらいかんぞ」と思ってしまうわけです。

さらに、家族の人間関係のバランスという問題が出てきます。酔っ払いのお父さんと、そうでないお母さんの関係が、「良くない」とします。酔っぱらいのお父さんと私の関係も、「良くない」とします。さらに、お母さんと私の関係も、「良くない」とします。「良くない」を数学的に「マイナス」の関係として表すと、

*1　自分自身と周囲の環境に関するあらゆる知識の中から任意の二つを取り出したとき、その一方が、もう一方の否定から導かれる場合に生じる状態。一般に不快な状態なので、人はその解消を試みる。レオン・フェスティンガー（1919–1989）が提唱した。

ここにはマイナスが三つあります。それらを掛け算すると、マイナスになるでしょう。これはとても不安定な状態だとされています。これは「ハイダーのバランス理論[*2]」と言って、社会心理学の重要な理論の一つですね。そこで私はどうするか。お父さんかお母さんかのどちらかと自分の関係を、「良い」すなわち「プラス」に持っていきます。そうすると、全体を掛け算すれば「マイナス」×「マイナス」×「プラス」となり、全体がプラスになるので人間関係が安定します。心理学的にはこういうからくりがあると考えられるので、お父さんがどうしようもないときには、私はお母さんと良い関係を保たないといけないのです。

ところが、お母さんが容易なことでは満足してくれない、あるいは満足してくれたかどうかがとても読みにくいとしますと、私がお母さんを喜ばせるために費やす労力は、とてつもなく大きくなります。心理学的には、「反応コストが大きい」というような言い方をしますね。これも疲れます。

▼行動と報酬▲

一方、私はお母さんをなぐさめるために大きな努力をしますから、どこかでそれに見合った「見返り」（報酬）を期待しています。実際に得られた報酬の価値は、この期待とのズレで評価します。だから、生きづら

＊2　「自己」と「他者」と「事物」の調和に関して、フリッツ・ハイダー（1896–1988）が提唱した理論。人はこの三者のバランスを保とうとする。自己をp、他者をo、事物をxとし、それらのうち二者間の関係が良いか悪いかを、プラス／マイナスの記号で表す。たとえばp→o関係が良く（+）、p→x関係が良く（+）、o→x関係も良ければ（+）、全体を掛け算すると+になるので、バランスが取れている。ここでo→x関係が悪いと（−）全体がマイナスになる。これは不均衡な状態なので、悪い関係を改善するか、他のもう一つの関係も悪くするかによって、バランスの回復を試みるというもの。

い家庭で育つと、実はとても価値の高い報酬を期待するようになっているのです。でも、実際にはそういう報酬は得られません。実際には少々の報酬があったとしても、それをとても低く感じてしまいます。[7] だから、とても大きな報酬を期待する心が育っても不思議ではありません。

さらに、生きづらさを感じる範囲は、家族以外にも拡大していきます。それは、私が自分の父あるいは母を、どのような属性を持った存在だと思っていたかによります。父母と同じ属性を持っている人と一緒にいると、私はそこでも生きづらさを感じます。ここで属性というのは、顔が似ているとか背が高いとかいった、外見が似ているかどうかではありません。あくまでも自分なりの判断基準です。

もっと厄介なことに、私が誰かと出会い、「この人は父ちゃんとは違う」と思うと、大きすぎる希望を持ってしまいます。自分の父ちゃんの持っている属性が感じられる人々はますます悪役に、そうではない人々は現実以上に素晴らしく見えてしまいます。そのまま本当に素晴らしければ良いのだけれど、現実はそうではありませんね。そうなると私はますます絶望を感じ、自分を守るために、硬い殻に閉じこもる以外には、できることがなくなってしまいます。

つまり、自分を育てた家族の人間関係がうまくいってなかった場合、まず私は、自分を守らなければならない。周りの人の一挙手一投足に過敏にならなければいけない。しかし、どこかで、こうすればこうなるという一貫した出来事を望んでいる。さらに、自分の行動が、きちんとした報酬効果のあるもので報われる出来事を望んでいる。その報酬効果は大きいほうが良い。こういう行動様式を学習します。

もし、それらを与えてくれるものがあれば、それは自分の疲れを癒す「治療法」として作用するでしょう。そのような期待が育ちます。それは、一時のものであってもよく、かりそめの治療法にすぎず、根本的な解決にはならないとしても、ないよりはましです。それでかまわない。

そう感じているところに、いかにもそれらしい「何か」があったら、私はそれに飛びつくでしょう。このとき、「やり過ぎは危ないよ」という警告は意味を持ちません。なぜなら、その警告は自分を「昔」のほうに引き戻す力のように感じられるからです。

第2節 「生きづらさ」と家族

▼家族という束縛▲

生きづらさの源泉とされる家族のことを、もっと考えてみましょう。「家族療法」というカウンセリング法があるのはご存知でしょう。「子どもの非行のことで相談に来ました」とおっしゃる親御さんに対して、お子さんではなくもっぱら親御さんのほうにカウンセリングをする、そんな例を習いましたね。

家族療法の根本にある考え方が、家族の構造という発想です。家族は構造を持っています。家族の構成員はその構造において、それぞれの役割を果たします。しかし、何らかの原因でその構造が崩れることがあります。それを立て直すには、一人を相手にカウンセリングするのでなく、家族というシステム全体を相手にします。これがミニューチンの学派などに代表される、家族療法の基本的な考え方です。

家族療法は第二次世界大戦後のアメリカで盛んになりました。先駆者としてのジョン・エルダーキン・ベルの名前はご存知だと思います。ところが、ここにひとつ「こぼれ話」があります。ベルは、愛着理論のボウルビーが家族について書いた文献を誤解して、家族メンバー全員を治療しているのだと思い、自分が試した家族集団療法を発表したのだそうです[8]（Column 3参照）。

こぼれ話はさておき、「生きづらさ」の源泉がまずもって家族、それも当事者にとっての「親」と考えられていることに、間違いはありません。そしてこれは、たとえば酒を飲んで酔っ払って妻子に乱暴をはたらく親父が悪いのだ、というわけではありません。これまでの私の話では、なんとなく父ちゃんを悪者にしてきましたが、すまないことをしました。アディクションとバイオレンスの臨床に長年携わってこられた信田さよ子先生は、「誰が聞いてもひどいと判断するだろう父の暴力は、傷つくことはあっても葛藤を生むわけではない」と言われます。親父は「生きづらさ」の源泉ではないのです。

問題は「苦しむ母親」です。苦しむ母親こそは、「自分（子）が支えなければ死んでしまうかもしれず、母の唯一の理解者は自分であり、その逆も真」であるような存在です。こういう関係の中で私は「母親の言葉と期待を深く内面化」して育ちます。こうして内面化された「重い荷物」が、生きづらさの源泉なのです[9]。

「現在の自分の生きづらさが親との関係に起因することを認めた人」のことを、「アダルトチルドレン」と言います。この言葉は一九九〇年代の初頭に一大ブームになりました。「自分もそうだった」という人が続出したからです。その中にはアメリカ合衆国第四十二代大統領のビル・クリントンもいました。よく考えたら私自身もそうでした。あまり考えなくてもそうでした。こうなると、何でも説明できてしまう原理は何も説明していないのと同じですから、概念の妥当性が疑われます。だから私は、「アダルトチルドレン」という言葉は使いませんでした。けれども私は、誰もが多かれ少なかれ抱えている「生きづらさ」には、気づか

Column 3　家族療法こぼれ話

「家族というシステム」の変容を目指す治療技法が、家族療法です。単に「この人の問題の原因が家族にある」と考えただけでは、家族療法ではありません。

家族療法の発展は大きく五期に分けられます。一九三〇年までが第一期で、患者の症状が改善することによって、家族関係に変化が起きることが期待されていました。次の十年には、患者個人の治療に限界のあることが認識され、家族を含む治療が行われるようになりました。次の十年には、家族的外傷体験の研究や、家族の相互作用の改善も目指した治療が行われました。

家族療法が本格的に発展したのは一九五〇年代の第四期からで、その先駆者がジョン・エルダーキン・ベル(1913 - 1995)です。ところが、ベルが家族療法を始めたそもそものきっかけが、愛着理論で有名なボウルビィの理論を〝誤解〟したことにあったというから驚きです。

ベルはこんなふうに書いています。

「その始まりはロンドンで、一九五一年八月のことだ。私はロンドンのタビストック・クリニックのジョン・サザーランド博士を訪問していた。ある晩のディナー後の会話で、私はサザーランド博士から、当時クリニックのスタッフだったジョン・ボウルビィ博士が、家族に問題のある小児や青年のケースについて実験的な研究を進めていることを聞いた。詳しいことを聞く前に、話題が他のことに移ってしまった。それで私は、ボウルビィ博士が、そういうケースの治療には家族全員へのコンタクトを行っていると間違って解釈してしまったのだ[10]」。

こうして生まれた各種の家族療法は、体系的に整理され、家族システム論に基づいて発展し、今日に至っています。

なければいけないと思っています。

▼変わる家族の姿▲

もう少し家族のことを考えます。「アダルトチルドレン」が流行語になった一九八〇年代初頭と現在とでは、家族のあり方が大きく変わりました。一番変わったのは結婚式でしょう。何が変わったかというと「媒酌人」です。首都圏では一九九四年には六三・九％のカップルが媒酌人を立てていました。私たちもそうしました。それが十年後にはわずか一％になります。あまりにもグラフが美しいので引用しておきます（図2-2）[11]。現在は〇・八％ぐらいだということです。私の息子たちも媒酌人を立てませんでした。つまり、結婚は「家」同士の結合ではなくなったのです。

それでは、日本の家族のあり方とは、どんなものだったのでしょうか[12]。はるか昔、封建的な時代には、男系の「家」が大事でした。これはご承知のとおりです。多くの家族が少なくとも三世代を含む大きな人数で構成されていました。おじいさんの世代、お父さんの世代、子どもの世代です。個人よりも家系の尊重、家業の繁栄が優先され、家族の中には家長を頂点としたタテ社会ができていました。

この名残は今でもあると思いますが、昭和中期になると、いわゆる核家族が生まれます。父と母がそれぞれの生まれた家（定位家族）から出て、新しい家（生殖家族）を作りました。その頃、私は子ども時代を過ごしたわけですが、トモダチの家は社宅で、鉄筋コンクリートの瀟洒（しょうしゃ）な2LDKの団地。蛇口をひねるとガス湯沸かし器がボッと炎をあげてお湯が出てくる、何よりも台所が明るく、ナメクジなんか住んでいそうに

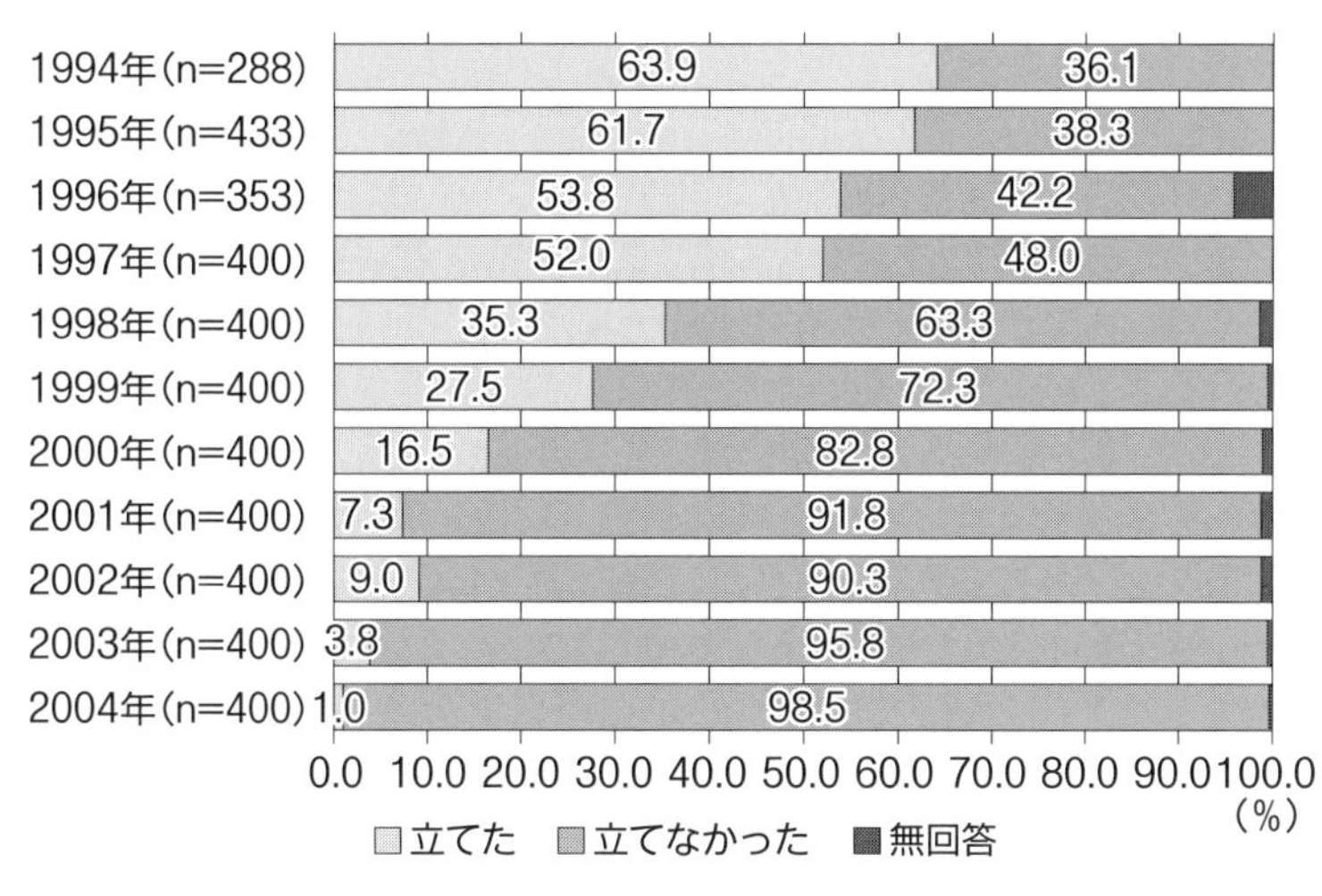

図 2-2　結婚式に媒酌人を立てる人の割合（首都圏）（小関, 2019）

ない・・・。そこに、お父さんと、お母さんと、子どもが一人か二人、こういう生活にあこがれたものです。それでもまだ、私が子どもの頃の家族は、「父が中心」という考えが強く残っていました。

ところが一九七〇年代の終わり、当時「ニュー・ファミリー」と呼ばれた家族が登場してくると、その姿がまた変わります。男性と女性の性差の感覚がゆるくなり、「トモダチのような親子」と言われたように、子の独自の価値観が尊重されるようになります。

▼家族が抱える重荷▲

このように移り変わってきた家族の姿の中で、私たちは「個人」と「家族」の相克を常に経験してきました。

たとえば明治時代の小説を読むと、大きなテーマは、「親の決めた家同士の結婚」と「男女の自由な恋愛」の対立です。夏目漱石は『虞美人草』以来、ずっとこのテーマで書き続けたと言ってよいでしょう。しかも、家と個人の狭間で息づく人間の姿は、表向きに見える行動と内心で考えることとが、ほとんど常に摩擦を起こす姿です。たとえば、『道草』の主人公夫婦が食事をする場面・・・

　健三も何も言わなかったが、腹の中ではこうした同情に乏しい細君に対する厭な心持を意識しつつ箸を取った。細君の方ではまた夫が何故自分に何もかも隔意なく話して、能動的に細君らしく振舞わせないのかと、その方をかえって不愉快に思った。

夫婦でさえこうです。家族こそ、思いちがい、思いすごし、不信、裏切り、面従腹背・・・人間の心模様のデパートみたいなものです。

では、核家族の時代にはどうだったのでしょうか。学園闘争などが起こり、世代間が鋭く対立していた時代のように見えますが、実は子の世代にとって親の世代は、圧倒的な圧力・暴力でした。寺山修司は『毛皮のマリー』で、少年の自立に立ちはだかる巨大な「母」の姿を描きました。少年は少女と愛し合い、「母」であるマリーのもとから巣立とうとするのですが・・・

美少年　叱られる、叱られる！
美少女　（手をゆるめて）誰に？
美少年　毛皮のマリーに、ぼくのお母さんに！
美少女　ふるえてるのね！

あなたの目の前に、世界が今薄目をひらきかけているのよ。

さあ、目をとじて。

あたしの言う通りにして！

――（中略）――

美少年　（怒鳴るように）見たくない！　ほんとは何も見たくなんかないんだ。[13]

その後のニュー・ファミリーの時代は、村上龍さんが『コインロッカー・ベイビーズ』を書いた時代でもありました。家族は崩壊していくのでしょうか。あるいはもう崩壊してしまったのでしょうか。

現在では核家族またはニュー・ファミリーが、その単位の中で閉じているように見えますが、実はそうではありません。違う世代との出会いが起こったときに、それまでの小さな単位の中では何とかうまく制御できていた問題が、困難にぶち当たります。たとえば、戸部けいこさんの『光とともに』。これは自閉スペクトラムのお子さんを育てるお話をマンガに描かれたもので、実に綿密な取材と考証が重ねてあります。心理学を学ぶ人の必読の作品と言えるでしょう。

それはそれとして、幸子さんと雅人さんという両親と、「光くん」という主人公の少年とその妹の四人家族で暮らしていた頃は、悩みながらもなんとか光くんを育てていたのです。けれども、お父さんの転勤をきっかけに、そのお母さん、つまり光くんにとってはお祖母さん、すなわち幸子さんにとってはお姑さんと同居するようになると、一挙に葛藤が噴出します。そのバトルから抜け出し、お姑さんが「認知の枠組み」を再構築するまでには、時間のかかる厳しい日々が必要なのでした。

▼家族の機能▲

私は復古的に、「昔の大家族のほうが良かった」と言うつもりはまったくありません。けれども、家族にはある種の「機能」（はたらき）があります。その中心になるのは生殖、扶養、消費経済といったものでしょう。ですが、大人数で家業を営んでいた時代にはそればかりではなく、生産経済、教育、宗教、娯楽といった機能も家族に支えられていました。

昔の家族の姿を想像してみましょう。おじいさんが孫に漢文の素読を教える、神棚にお灯明をあげて祝詞を唱える、家族総出で縄をない、わらじを編み、漁具をつくろう・・・こんな姿です。家族が教育機能、宗教機能、生産労働機能を、全部ではないけれども果たしています。こういう時代の家族は、構成員の間に複数の情報通信チャネルがありました。ですから、システム全体としては安定していたと言えるでしょう。もちろんその陰に、個人としての主張を犠牲にする、という側面があったわけですが。

しかし、核家族化の時代になると生産、教育、宗教、娯楽といった機能が外部機関に「委譲」されることになります。生産は会社に、教育は学校に、宗教はお寺や教会に、娯楽はテレビに、といった具合です。そうなると、家族が果たす機能は限定されてきます。通信チャネルも減ります。すると、必然的にシステムは撹乱要因に対して脆弱になります。さらに、個人の果たす役割が限定されてきます。たとえば、有名校への進学を目指すお坊ちゃんお嬢ちゃん。その人々の果たすべき機能は勉強です。それ以外にはありません。家族メンバー一人ひとりの機能は限定され、その中で最大の効率を上げるように、家族機能が純粋化、単純化します。

こうなったらどこかに、失われた家族機能を補填する仕組みが必要です。「委譲」の受け皿が、うまく機能していれば良いのです。というか、その必要があります。現在、政策的にいろいろな「子育て支援」が実施されていますが、はたしてこの「委譲」がうまく実行されているでしょうか。

必要なのは経済的な支援だけではありません。家族機能全体を支える支援が必要です。もちろん、そのために多くの心理スタッフが努力していることはよく承知しています。これからますます、その仕事が重要になってくるのです。これに呼応して、家族の側も「こんなことは自分のウチの中で解決すべきで、それを他人や施設に任せていてはいけないのだ」という考えの束縛から、自由になる必要があります。

第3節　現代の社会と「生きづらさ」

▼「生きづらさ」を感じる人々▲

ここまでは、主に単一の家族の問題として、生きづらさを考えてきました。その典型例は、アルコール依存の父と耐える母、その母の気持ちを受け止める娘でした。ところが、これだけではそもそもの父親の飲酒問題の由来が分かりません。もしかしたら、父親も「アダルトチルドレン」的だったのかもしれないのです。父親も、「酒は薬」と思って飲んでいたのかもしれず、何らかの生きづらさを抱えた人であったことには違いないでしょう。世代間の家族問題の継続、というか伝達は、虐待や暴力をめぐってはかなり詳しく考察されています。どこかでその連鎖を断ち切る必要がある。このことも重々認識されています。

けれども、ここでもう一つ、考えてみなければならないことがあります。それは、一つの家族が社会の中で独立しているわけではない、ということです。もし、一つの家族に重点的な心理のケアをして、世代間ハラスメントの連鎖を断ち切ったとしても、その家族がどういう社会の中に置かれているのか。それによって、そのケアは有効であったり、それほどでなかったりします。この章の締めくくりに、少しそのことを考えてみましょう。

▼時代の閉塞感▲

いつの頃からか、何がきっかけなのかはわかりませんが、日本の社会が、雲のように「生きづらさ」に覆われているように感じます。これは私だけがそう思うのではないようです。たとえば、二〇一五年に日本社会学会は「現代社会と生きづらさ」というテーマで特集を組み、論文を募集しました。その背景になったのは、まずは「不登校、ひきこもり、病い、老い、マイノリティ、自殺」などといった個人の経験でした。

しかし、社会学には「個人の生活史と社会の歴史の関係を探る」という課題があります。「個人的な経験は社会との関わりの中で形成される」わけなので、生きづらさには、「ある状況のもとでなされる人々人との相互作用、就学・就業・加齢などの人生の諸段階、階層・ジェンダー・セクシャリティ・エスニックアイデンティティ・障がいなどの社会における個人の位置、さらに人々が住む国や地域の構造」が反映されるはずです。

こういう考えに基づいて「現代社会の特徴と課題を浮き彫り」にするのが、「生きづらさ」特集のねらいでした。この公募には過去最多の五十八編もの論文が寄せられたそうです[14]。「生きづらさ」が、いかに流行のキーワードになってきたかが分かりますね。採択された論文は五編で、テーマは境界性パーソナリティ障害、ひきこもり当事者、薬物依存症の自助グループ、ルックス至上主義、犯罪被害者や自死の遺族と、精神医学や心理学と関連の深いものばかりでした。

この特集に心理学的なテーマが多く集まった理由はいろいろあるでしょう。生きづらさが「心の不調」につながりやすい、という背景も考えられます。当事者や支援者が懸命に努力してきたので、それまでは見えなかった問題の所在が顕現化してきた、という背景も考えられます。それにもかかわらず、社会的な理解がなかなか進まないことも、ここで特集を組む一つの背景だったことでしょう。

「生きづらさ」は決して一部の人々だけの問題ではありません。今の社会を生きる私たちに、多かれ少なかれ普遍的な問題であるという認識が、社会学での論考につながったのではないでしょうか。そういう認識に立って、「生きづらさ」をもう少し掘り下げてみたいと思います。

アディクションを考えたときに、なぜ、まずは家族の問題として「生きづらさ」が現れてくるのでしょうか。一つのキーワードとして考えられるのが「利他行動」です。私が他人のために何か良いことをしてあげたとします。たとえば、横断歩道でまごついているご老人の手を引いてあげたとか、そんな小さなことでもかまいません。それが、ときには自分にとっては不利になる場合があります。ご老人の手を引いて横断歩道を渡るときには、私も一緒に横断歩道をゆっくり歩いているので、短気なクルマにクラクションを鳴らされることもあるでしょう。それでもこの場合、私は「人のために良いことをした」という満足な気持ち（主観的幸福感）を得ることができます。

ところが、利他行動に伴う主観的幸福感は、相手が家族の場合には起こらないのです[15]。この理由は必ずしもはっきりしませんが、この論文では、「家族に対する利他行動は義務」「家族を助けることは当たり前」という価値観が背景にあるかもしれないと考察されています。ということは、家族に何か良いことをしてあげても、「見返り」が期待できないわけです。先ほど「報酬」という言葉を使いましたが、家族メンバーの間では、実はそれが「ない」のが普通の姿なのかもしれません。

そうなると、親の気持ちを察し、親のために自分を抑えた子には、著しい不公平感が生まれることになります。公平か不公平かを判断する力は早くから発達します。五歳児になると、「おもちゃは使った人が片づける」という公平判断が生まれています[16]。

「公平感が踏みにじられている」、もしも社会のいろいろな場面で私たちがそう感じるとしたら、社会の至るところに「生きづらさ」が隠れていることになります。

▼ジレンマ▲

単に踏みにじられているだけではありません。社会に開かれた多様な機能を持っていない、家族という密室の中では、そのつらさを家族の他のメンバーに伝えることができないのです。アディクション問題を抱えた父のいる家庭で育ったとすると、私は自分のつらさを親、親と言っても父に伝えてもしょうがないから母に伝えたいのですが、実は先に見たとおり、母も苦しんでいます。だから、もしも私が「こんな家はイヤだ

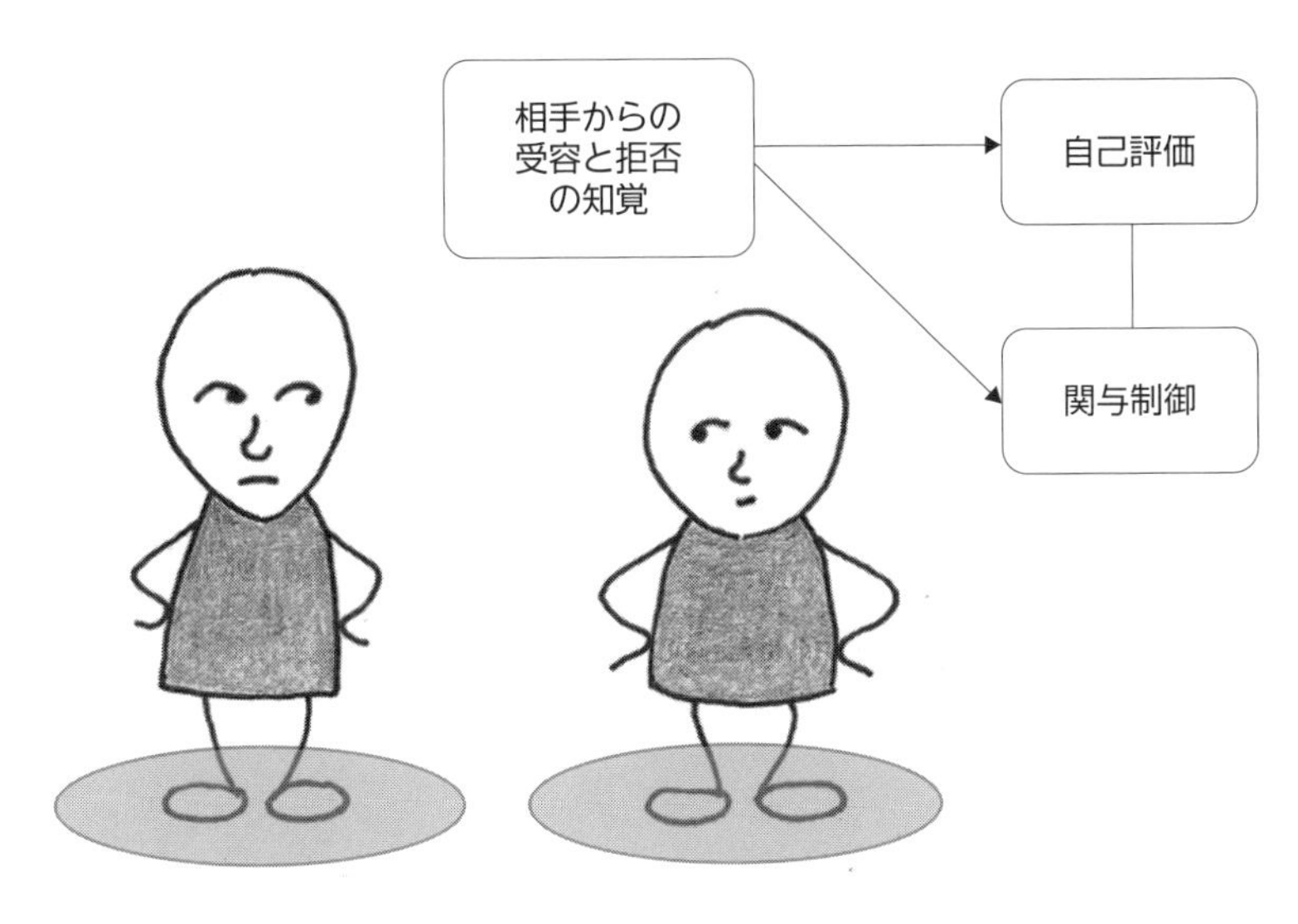

図 2-3　ヤマアラシのジレンマ——対人関係リスク制御システム
（池上・遠藤，2008）

よ」というような言動を母に放ったとすると、その矢はもっとすさまじい毒矢になって私にはね返ってくるかもしれません。ですから、子は伝えたい気持ちがあるのに伝えられないのです。

この気持ちは、「ヤマアラシのジレンマ」に似ていると思いませんか。全身が針に覆われたヤマアラシが寒いので近づくと、針でお互いを傷つける、そうかといって離れたままだと凍える、そのジレンマです。このジレンマは、相手の出方を値踏みするプロセス（評価）、その結果に応じて自分の立ち位置を決めるプロセス（自己評価）、行動として相手に近づくか遠ざかるかを決めるプロセス（関与制御）から成り立っていると言われています（図2‐3）[17]。

今の世の中では、こういうジレンマに直面するのは、家族の中だけとは限りません。学校に、職場に、近所に、あるいはもしかしたら日本の政治や経済の全体に、この人とどのくらいの距離を取ればよいのかが、見えにくくなっている状況があるように思えます。

話をここまで拡張すると、生きづらさの種は至るところに転がっていると言わざるをえません。もちろん、この考えの妥当性はこれから検証されなければなりません。しかし、ここまで考えても、それではなぜ、生きづらさを抱えた人々がアディクションのほうに押しやられてしまうのか、必ずしもすべての日本人がアディクションではないのはなぜなのか、それは分かりません。話をさらに続けましょう。

第３章

自分という重荷――「自尊感情」

第１節　自尊感情とは何か

▼アディクションと自尊感情▲

常日頃から他人の思いを推し量って、他人を傷つけないように、慎重に気を配って行動したとします。これ自体は悪いことでもなんでもないです。むしろ立派なことです。生きづらさを抱えてお母さんに尽くしてきた子は、昔ならば「なんと親孝行」と称賛の対象だったはずです。しかし、こうしていると常に自分の「立ち位置」が他人よりも下になります。この章では、その気持ちについて考えてみましょう。

誰しも、自分を何らかの価値あるものだと思っています。皮肉に聞こえたら申し訳ありませんが、「アダルトチルドレン」として親を気遣うのも、「自分にはそれができる」と思っているからです。「自分自身を基本的に価値あるものとする感覚」のことを、「自尊感情」（セルフ・エスティーム）と呼びます。[1]「自己肯定感」という言い方をしている文献もあります。心理学の専門的な議論からすると、言葉遣いにはいろいろな問題があるようです。けれども、ここではごく一般的に「自尊感情」と呼んでおきます。

アディクションと自尊感情には深い関係があります。自尊感情の低下が、アディクションの対象への接近を促してしまうと言われているのです。まず、当事者の声に耳を傾けてみましょう。

「仕事にも慣れた25歳のとき、それまでつきあっていた男性から、突然別れを言い渡されました。『ほかに好きな人ができた。その人と結婚する』というのです。私は彼が他の女性のもとに走ったことが信じられず、認めたくありませんでした。不眠が始まり、ものが食べられなくなり、うつ状態に陥りました[2]」

この女性の気持ちを考えると、恋人から「ほかに好きな人ができた」と言われたということは、自分の価値がその人よりも低い、という宣告に聞こえるでしょう。これはつらい。いくらなんでもこの言い方はひどい・・・。ここで怒りを発して大暴れ、という局面もありえたはずです。だが、この人はそうしませんでした。おそらく、それまでの人生で生きづらさを味わい、「無駄な抵抗はやめよう」と思う気持ちが学習されていたのでしょう。このことがあってから、不眠、食思不振という身体症状が始まり、抑うつ状態を発し、やがて化学物質に手が出てしまいます。

自尊感情の低下が、何かほかの心理をつながりにしてアディクションに結びつく。こういう例は多いです。

自尊感情の低下が、抑うつ状態を介してコカインの乱用につながっている可能性[*1(3)]や、攻撃性を介してアルコール依存に結びつく可能性[*2(4)]が報告されています。アメリカの場合ですと、ここにエスニシティの問題、つまり人種的な問題がからんできます。アメリカには、あるエスニック集団に所属しているだけで、自尊感情が低下せざるをえないような状況があります[*3(5)]。これは深刻で、何とかしなければならないことです。よその国だけの話ではないと思いますが、その問題にはここではこれ以上立ち入りしません。

ともあれ、アディクションと自尊感情の低下は、詳しい研究が進むにつれて、何か他のことを媒介にしているか、他のことが同時並行的に起こっているか、そのどちらかあるいは両方である、と考えられるようになってきました。

＊1　コカイン依存における自殺傾向のリスクファクターとされる心理的重荷感、集団への帰属感のなさ、死への恐怖感のなさについて調べた研究。コカイン依存者は健常者よりも心理的重荷感、集団への帰属感のなさの評点が高かったが、死への恐怖感のなさには群間差はなかった。また、コカイン依存者は損害回避、新奇性希求、抑うつ傾向が強く、自尊感情と報酬依存が低かった。心理的重荷感は自尊感情の低さと情緒的虐待、集団への帰属感のなさは自尊感情の低さと報酬依存、情緒的・性的虐待で予測できた。

＊2　統合失調症、大うつ病性障害、アルコール依存、それぞれの攻撃行動・破壊的行動傾向とその背景を調べた研究。三群ともに、自己に対する攻撃性が健常者よりも高かった。大うつ病の患者では、自己の外部に向けられた攻撃、反応性の攻撃、イライラ感が強かった。統合失調症の患者では、イライラ感が強かった。アルコール依存では、他の患者群や健常群に比べて攻撃の抑制が低かった。アルコール依存とうつ病では、自尊感情の高い人は攻撃性の評点が低かった。

＊3　アメリカ中西部で継続的に行われている、大規模な薬物使用実態調査の一環。一五九の学校に所属する学生（四〜十二年級）に、エスニックなアイデンティティと自尊尺度、薬物使用経験の調査を行った。エスニックなアイデンティティを問う質問紙には、「私は自分と同じ民族の人と話すことが多い」「私は自分の文化や民族を好んでいる」といった項目があった。パス解析で三者の関係を検討したところ、自分のエスニック・アイデンティティが高いと自尊感情が高まり、自尊感情が高いことが薬物使用に対して予防的に作用することが示された。

私たちは誰しも、「自分は大事」「自分には○○のことができる」という意味での自尊感情を持っています。その源泉は乳幼児期からの対人経験にあり、その影響は成長した後も、「自分は愛される価値のある存在だろうか」「他者は自分を助けてくれるだろうか」といった自分自身への問いかけ（内的作業モデル）となって、私たちの行動に影響を与えます[*4(6)]。

自尊感情は、失敗の経験が重なると低下します。それがアディクションにつながった例として、昭和初期に活躍した、田中英光という作家の例を見てみましょう。田中は一九一三年に東京に生まれ。早稲田大学在学中には、漕艇の選手としてロサンゼルスオリンピックに出場しました（一九三二年）。このときの経験は『オリンポスの果実』という作品に、美しく、若干の切なさをもって描写されています。

ところが、大学卒業後に入社した会社の関係で、当時は日本の植民地だった朝鮮に派遣されるのです。そこでの過酷な労働状況を見て、彼は共産党に入党します。しかし挫折。太平洋戦争後は、妻子を残して愛人と同棲。太宰治に傾倒しますが、太宰の自殺（一九四八年）に衝撃を受けて不眠に悩まされ、睡眠薬（ブロムワレリル尿素と、シクロバルビタールナトリウム）を使うようになります。やがて量が増えてアディクションになり、ついに一九四九年十一月三日、睡眠薬服用のうえ酒一升を飲み、太宰の墓前で左手首をカミソリ

＊4　大学生を対象にした調査研究。乳幼児期からの対人的な相互作用の経験で形成されるアタッチメントのスタイルが、安定型（他者から見捨てられるかもしれないという不安や、他者との親密な関係を避けたいという回避が低い）であると、自尊型（自己評価の高さを反映した有能感で、他者を低く評価する傾向はない）の有能感スタイルが多く、萎縮型（他者を高く評価して自己を低く評価する）と、仮想型（自己評価が低く、それを補償するために他者をさらに低く評価する）が少ない。とらわれ型（不安が高いが回避は低い）では萎縮型が多く、自尊型が少ない。恐れ型（他者との親密さを求めるが強い対人不安がある）では、仮想型が多く自尊型が少ない。

で切り、人生に決着をつけました[7]。

そこまでの遍歴の心境を、彼は『さようなら』という作品で以下ののように書いています。

「思えばぼくはいつの間にか死んでいる。多病で現実世界の恐怖を避け、ロマンの世界に逃げた幼時からだろうか。それとも、科学、人類の未来、最大多数の幸福を信じた共産主義の運動から再三、脱落した恥かしさからだろうか、戦争を止めさせる努力をなに一つしなかったばかりか、中国の侵略にかりだされ、進んで快感にかられ中国兵を殺し、良民をいじめ、戦友たちを見殺しにしてきた当時にであろうか。肉親たちの別離さえ厭がり認めようとせず、亡父にさえ未だ「さようなら」を告げていないほど厳粛な死の世界を無視してきた為、ぼくは反対に生者の権利も知らぬものだろうか。或いは自己愛の強烈なばかりに妻子も愛人も惜別の予感がなくては、愛し続けられぬぼくのエゴチズムによるものだろうか」

「とに角、ぼくの精神の中でいつの間にか、なにか崩れ毀れている。生者に必須な平衡とか統一の観念が失われている。ぼくは改めてこの世に、「さようなら」をいう積りだったのに、云い出そうとして既に、自分が知らぬ間に、最早、「さようなら」を告げているのに気づいたのだ。なんという苦しさ、或いはバカバカしさだろうか。「さようなら」(そうなるべき運命でした)」

自分はこうすべきだった、しかしそうしなかった。自分にはこんなことができるはずだった、しかし、できなかった。私たちは日々こんな思いにとらわれて生きています。そういう意味では、自尊感情の低下にとらわれない瞬間はないと言ってもいい・・・そうではないでしょうか。いったい、自尊感情などというやっかいなものは、何ものなのでしょう?

▼主我と客我▲

自尊感情についての心理学的考察は古く、十九世紀の大心理学者、ウィリアム・ジェームズの「自我」に関する議論にさかのぼります。ジェームズは、「わたし」という存在が、何かの行為をする主体であるところの「わたし」(I)と、それをあたかも他人の目で眺めるように、自分自身から見られている「わたし」(Me)とに分かれる、と考えました。日本語では前者に「主我」、後者に「客我」という難しい言葉を当てています。

ジェームズの考えによると、客我は身体や外見などの「物質的客我」、仲間から受ける認識で形づくられる「社会的客我」、自分の意識状態や精神的な能力などの全体的な自覚に基づく「精神的客我」という、三つの要素から構成されています。こうした構成要素は、「自己追求」と「自己保存」という行動を促します。たとえば「社会的自己追求」といったら恋愛、友情、他人の称賛などを得るための行動です。

私たちはいろいろな客我を持っていますが、それらがお互いにうまく調和するとは限りません。勉強もよくできるようになりたいし、スポーツも上手になりたい、たまには両方できる人もいますが、ではその人が美貌の持ち主かというと、そうではないこともあります。

それでは、私たちは自分の価値をどのように値踏みするのでしょうか。そこをジェームズは、「われわれの自己感情は、何になり、何をすることに自らを賭けるかにまったく依存し、われわれの現実とわれわれの想像する可能性との比によって決定される」と言います。そして、こんな幼稚な「式」を示すのです（図3-1）[8]。これを眺めると、分母の「願望」を小さくすれば、分子の「成功」がそれほど大きくなくても、自尊感情を高めることができるわけですが、それはどうでしょうか。私が思うに、「自分は大きな望みを持つべきではない存在である」と自覚すると、それはそれで自尊感情を低下させるような気がします。

ともあれ、自尊感情の源泉は、自分のやることを眺めている「もう一人の自分」である。この、「もう一人の自分」が、自分のパフォーマンスについての期待値（願望）を値踏みする。そしてまた「もう一人の自分」が自分のパフォーマンスの結果（成功）を分析する。おおよそこのような仕組みです。

$$\text{自尊心} = \frac{\text{成功}}{\text{願望}}$$

図3-1　ウィリアム・ジェームズの考えによる自尊心

▼自尊感情が傷つくとき▲

ジェームズの「式」に基づいて考えると、「願望」が大きい場合、または「成功」が小さい場合に、自尊感情は低下します。ここで、前章で考えた「生きづらさ」に戻ってみます。生きづらい環境を生きてきたということは、とても困難な課題にいつも取り組んできたということです。すなわち、それは「成功」する可能性がとても低い事態です。解決できないほど困難な課題に直面したら、私たちの行動はどうなるでしょうか。

これについては、パブロフの頃から多くの研究があります。パブロフはイヌの唾液反射を題材にして、いろいろなことを調べました。そのなかには、難しい課題を与えたらどうなるかということもありました。イヌに丸（正円）と楕円の区別を教えます。楕円の形が正円と極端に違うときは、この課題は難しくないのですが、楕円をだんだん正円に近づけていくと難しくなります。そうするとイヌは突然パニック状態になり、それまでおとなしかったのがワンワン吠えたり、オシッコを漏らしたり、暴れたりしました。また、これまでに積み重ねていた学習が台無しになってしまいました。

この状態を人間に当てはめると、ここでのイヌの行動は一種の「退行」と考えることができるでしょう。ご承知のとおり、退行は防衛機制の一つで、自我を発達段階の初期に戻してしまうことです。ジェームズの「式」を使うと、成功が小さくなった分だけ願望を小さくしたと考えられます。なぜなら、幼い子どもには難しいことはできなくて当たり前だから。

こうやって自尊感情の低下を防いだと言えるのですが、そうすると新たに、先ほど軽く触れましたが、願望の小さい自分との折り合いをどうつけるかという問題が生まれます。

第2節　自分を守るために自分を「下げる」

▼他者へのアピール▲

この「折り合いをつける」ことを、アルフレッド・アドラーにならって、「補償」と考えておきます。私たちは何らかの手段で、自尊感情の低下を補償せざるをえない。そこで、どんなことが考えられるでしょうか。まず、「自分にはそれくらいの力しかなかったのだ」と思う「折り合い」があります。このことは、自分がそう思っているだけではダメで、周囲の人々に分かってもらう必要があります。つまり、周囲の人々が私に抱く期待（願望）を小さくしてくれなければ、ジェームズ流の計算式で考えると、私の自尊感情は低下したままです。

そこで、他者を巻き込む作戦が必要です。こういう「作戦」のことをうまく記録している人が、太宰治ではないかと思います。太宰治は睡眠薬や鎮痛薬を乱用していましたから、アディクション当事者の一人だったと言っても差し支えないのですが、その話はひとまず置いておきます。青森県下有数の大地主の家に生まれた太宰治、すなわち津島修治さんは、七男四女の十一人兄弟の十番目。その家には両親と兄弟姉妹に加えて、母方の祖母や曾祖母も同居していて、使用人も含めると三十人もの人がいました。幼年期、少年期と成績も優秀だった彼は、その家庭において幸福だったかというと、どうやらそうでもなかったようです。

『人間失格』を読んでみましょう。これはもちろん自伝ではなく、創作としての完成度を高めるために太宰が工夫し、苦労した跡がたくさん見えるのですが、それでも、どこかに彼自身の思い出が投影されているという見方が有力です。その中にこんな一節があります。

「……考えれば考えるほど、自分には、わからなくなり、自分ひとり全く変っているような、不安と恐怖に襲われるばかりなのです。自分は隣人と、ほとんど会話が出来ません。何を、どう言ったらいいのか、わからないのです。

そこで考え出したのは、道化でした。

それは、自分の、人間に対する最後の求愛でした。自分は、人間を極度に恐れていながら、それでいて、人間を、どうしても思い切れなかったらしいのです。そうして自分は、この道化の一線でわずかに人間につながる事が出来たのでした。おもてでは、絶えず笑顔をつくりながらも、内心は必死の、それこそ千番に一番の兼ね合いとでもいうべき危機一髪の、油汗流してのサーヴィスでした」

なぜ彼は「道化」たのでしょう。しかも、それを「最後の求愛」と表現しています。なぜそれが、「油汗流してのサーヴィス」だったのでしょうか。道化とは、他人に対して自分の位置をうんと低く置いている姿です。こうすれば誰のライバルでもないから、攻撃の対象にはなりません。だから自分を守ることができます。では、太宰は誰に求愛しているのでしょう。それは自分に生きづらさをもたらす家族です。「道化」とは、本心はどうあれ、「あなたを憎んではいませんよ」というサインです。しかし、それは実に苦しい試みです。なぜなら、考えうる最低の地位にまで自尊感情を落とすから。だから「油汗流してのサーヴィス」と言うのです。

太宰治と似た心理を、アディクションの人々は抱えているようです。幸福とは言えない家庭で育ち、専門学校を卒業して美容師になり、お父さんの影響かギャンブルにハマってしまい、彼女との同棲生活が破綻し、友人に誘われて大麻や睡眠薬をはじめ、次第に深みにのめり込んでいった青年はこう書いています。

「元気と明るさが魅力の僕は、とにかく振られて落ち込んでいる様子をまわりに心配されたくなかったので、前にもまして元気で楽しく見せようとしていた。僕が思っていた生きる強さとは、元気で明るくハイテンション。自分さえ前向きに考えていれば全てはきっとうまくいくはずだ。そんなふうに思っていた」[9]

一見すると太宰と真逆の心理を語っているようですが、実は共通です。明るく元気に振る舞うのは、実際はそうしていられない現実を周囲にさとられないため。自分はこんなに元気だから、みんな心配することはないよ、とアピールするため。ハイテンションを維持するのは厳しいですよね。それはやはり、「最後の求愛」の「道化」であり、「油汗流してのサーヴィス」と言えるのではないでしょうか。

▼自分自身へのアピール▲

自分のやっていることは、他者に向けての「道化」「油汗流してのサーヴィス」である。他人が実際にそう思ってくれるかどうかは別として、客観的にはみじめな自分の行動に、「仮象である」という折り合いをつけます。

ところが、今度は自分自身の中で、「それで良いのか」という疑問が起こってきます。すなわち、主我（Ｉ）のやることを客我（Ｍｅ）が見ているわけですから、他人にアピールしたのと同じように、私（Ｉ）は自分自身（Ｍｅ）に「これでいいのだ」と言い聞かせなければならなくなります。これが「合理化」と呼ばれる防衛機制です。合理化は、自分自身で受け入れがたい行為や感情を覆い隠し、その行為や感情にもっともらしい意味をつけること、と言われています。合理化がうまくいくと、その行為や感情をもたらした「本当の理由」を、意識にのぼらせる必要がなくなります。

この防衛機制とアディクションの近さは誰もがすぐに気づくことで、「なんでそんなことをしたの」「酒のせいだ」、「なんでそんなに怒るの」「競馬でスったからだ」というふうに、まずは他人に対して、ついで自分自身に対して原因を置き換えることによって、自分の行動にそれなりの説明をつけます。うまく説明がついたとなると、その行動は強化されます。そこで再び前後不覚になると、そのときの自分の行動は「ドラッグのせいだ」ということで、自分を現実からの逃避に駆り立てる動機の源泉がどこかほかのところにあっても、それを意識の中から追い出してしまうことができます。

この章の冒頭で述べたように、自尊感情の低下が何か別の要因を介してアディクションにつながっている、ということを示す研究は多いですが、自尊感情の低下からアディクションへの経路は直結しているわけではなく、自尊感情の低下を埋め合わせようとする何か別の動機が一枚かんでいて、その動機が人間をアディクションに駆り立てる働きをしているように思われます。

第3節　自尊感情と自己効力感の違い

自尊感情（セルフ・エスティーム）とよく似た言葉に、自己効力感（セルフ・エフィカシー）というのがあります。この両者はまるきり関係ないかと言われれば、そうでもないようです。どちらもアディクションに関係があります。特にアディクションから抜け出して、回復・再生に向かって進むときには、自己効力感が重要です。ですが、自尊感情と自己効力感の大事な違いを混同したらいけないので、少し寄り道にはなりますが、ここで自己効力感について考えてみます。

自尊感情とは、「自分自身を基本的に価値あるものとする感覚」のことでした。では、自己効力感とは何かというと、「自分が行動の主体である」「自分の行動を自分で統制している」「自分は外部からの要請に応えている」、こういった性質を備えた確信とされています[1]。こっちは感情ではなく確信なのです。

自己効力感とアディクションの関係は、以下ように言われています。

「物質乱用者たちは、アルコールや薬物を使ってしまいそうな状況での自己効力感が低いことがしばしば指摘されている。自己効力感の低さは、特定の状況が引き金となって物質を使用してしまうことに対するコントロールの喪失を増大させる。したがって自己効力感が低い患者の治療予後は不良である[10]」

自己効力感という概念はアルバート・バンデューラの社会的学習理論から生まれました。ある課題に直面したとき、私たちは何らかの行動を起こして、その課題を解決しようとします。自分の行動によって何が起こるかを考えるのが「結果予期」、自分にはその行動がどのくらいうまくできるかを考えるのが「効力予期」です（図3-2）。この図はマンガですけれど、「この相手には勝てるぞ」（結果予期）、「早く前みつを取ることだ」（効力予期）という心理を示したつもりです。自己効力感は、効力予期に関係する確信の一種です。

自己効力感のことを考えるときには、「学習の理論が下敷きである」ことを認識しておくことが大事です。すなわち、自己効力感は具体的な問題解決の場面で適用すべき概念です。したがって、「目前の状況をどうしようとするのか」「そのためには私にどんな能力が要求されるのか」が分かっていないと、自己効力感の出番はありません。その「場面」と「能力」が特定できたうえで、自己効力感を高める訓練というものがあ

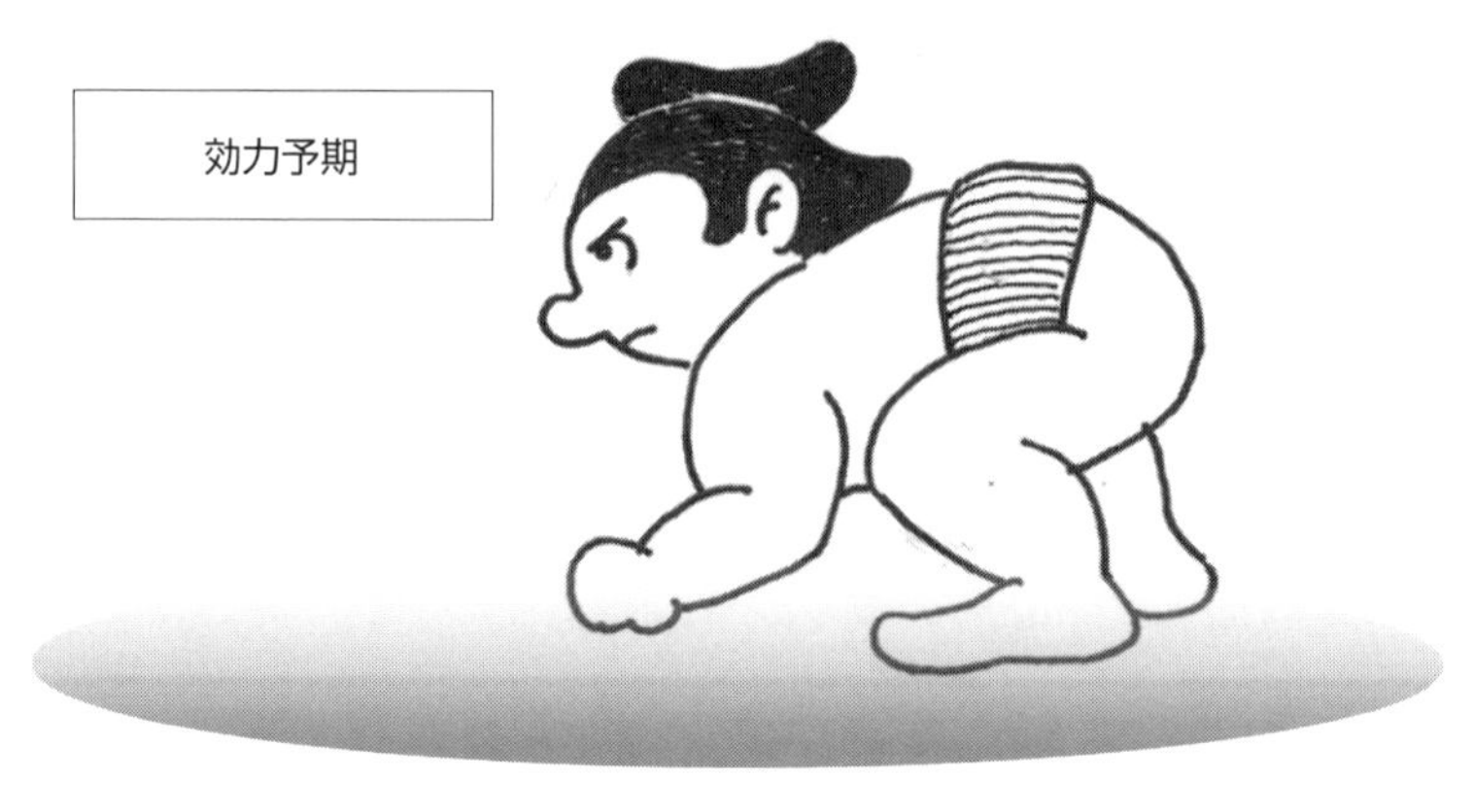

図 3-2　バンデューラの理論

れば、依存や嗜癖からの回復支援に役立ちます。

しかし、話はそう簡単ではありません。たとえば、バンデューラはどんなことが自己効力感の源泉だと考えていましたか？　主なものは熟達の経験、社会的なモデリング、社会的な説得、生理的な状態の四つでした。熟達の経験が必要なのです。いきなり直面した事態に対する自己効力が、満々にみなぎっていることはありません。過去の類似の経験を般化させて、「これなら大丈夫」と思うわけです。

モデル（お手本）も必要です。バンデューラはもともと、大人がおもちゃの人形に乱暴なことをすると、それを見ていた子どもが真似るという実験で有名でした。身近なところに「この状況からの脱出」を成功させたモデルがいないと、自己効力感は生まれません。

自己効力感のアップが、何か実地に役立つ訓練に使えるかどうかを検討した研究によると、「実際の場面（リアル・ワールド）では複雑な課題に対してたくさんの意思決定をしなければならず、課題の性質に関する知識も不明確なので、自己効力感を最大化する理想的な条件など整いようがない[11]」と、がっかりするような提言がありません。私は、自己効力感のアップをねらう教育・訓練がアディクション治療の役に立たない、と言っているのではありません。もっと検討と工夫が必要だろう、ということです。

第4節　自尊感情という概念の拡がり

▼社会的な評価と自尊感情▲

ウィリアム・ジェームズの単純な自尊感情論を皮切りに、自尊感情については主に社会心理学の領域で、たくさんの研究が行われてきました。なかでも、マーク・リアリーの「ソシオメータ理論*5」が有名です。人間は社会的な関係の中で生きていますから、他者から排除されることは生存の危機につながります。そこで、私たちは絶えず「自分が他の人から受け入れられているか」を値踏みしています。自尊感情が高いということは、その値踏みが高い値を示しているということであり、自尊感情が低いということは、値踏みが低い値を示しているということです[12]。

自分が他者から受け入れられているかどうかが最も気になるのは、思春期から青年期にかけてだろうと思

*5　私たちにはなぜ「自尊感情」があるのかを考えた理論。私たちの生存には、他者とともに生きることが必須である。したがって、私は他者からどの程度受け入れられているかを、常に値踏みしている。他者から受け入れられていると感じると、自尊感情は高まる。その受容度を燃料計のように表示する仮想的な計器が、「ソシオメーター」である。

います。中学生から高齢者まで、幅広い年齢層の自尊感情を調べた日本の研究によると、青年期にはほぼ必ず自尊感情が落ちます[13]。青年期は、ある意味でそれまでの自分を否定して、成長を「つかむ」時期です。自分が他者から受け入れられているかどうか、とても気になります。この時期の「受け入れられていない」という感情は、成長への準備なのかもしれません。ところがこの時期は、さまざまな危険行為に接近しがちな時期でもあります。そのなかには、アディクションの誘因も転がっています。傷ついた自尊感情を補償しようとすると、そういう誘因に惹かれる可能性も大きくなります。

では、青年が通常はどこから自尊感情アップの源泉を持ってくるかというと、だいたいは友人です[14]。青年期は、他人から自分がどう見えているかが痛いほど気になる時期です。

▼劣等コンプレックス▲

そのことに関連して思い出すのが、アルフレッド・アドラーの心理学です。アドラーは「劣等感」を、私たちの行動原理の根底に置きました。劣等感は誰にでもあるものです。なぜかというと、私たちはみな昔は子どもであり、子どもはあらゆる点で大人に劣っているからです。そこで私たちは大人になろうとする、すなわちその劣等感を克服しようとします。

アドラーの「劣等感」はそもそもは身体的な概念でしたが、その後、精神的な概念に拡張され、のちにアドラー自身、「むしろ身体とは関係ない」と考えるようになりました。アドラーは医師であり、他人との関係をうまく結ぶことができない患者の治療にあたっていました。そこでアドラーは、人間が作る「共同体の感覚」を重視します。劣等感は誰にでもある感覚ですが、共同体の感覚が欠落していると、過剰な劣等感を感じます。他者に不信感を感じ、「敵国で生活しているような感覚」を抱き、人間関係を結ぶことをためらうようになります。これが「劣等コンプレックス」です。

ところが、劣等コンプレックスの膨張につれて、「優越コンプレックス」も増大してくるのです。「劣等感の中には必ず優越感が混ざっている」とアドラーは言います。劣等感と優越感は「波動を描いて進む」、これが子どもの成長の原動力だとされています。だから、青年期には自尊感情がある程度は低下せざるを得ないのです。

自尊感情の低さは、実は高さと裏腹です。親が私にもっと良い成績を取ることを期待する。そのときには「あなたにはできるはずなんだから」と言われるものです。自分でも、「本当はもっと上を目指すことができる」と思うのです。ときにその気持ちが暴発するのが、アドラーの言う「優越コンプレックス」です。「本当のオレはこれだ」という表現のことです。

この優越感が共同体の感覚を欠いていると、反社会的な行為に結びつきます。それが、「他者が躊躇するような行動を躊躇せずに実行できる自身への錯覚的な特別視による快感[15]」です。「ダメ」と言われるドラッグをやってみる、「カジノの帝王」みたいに振る舞ってみる・・・こんなことに関係があるのかもしれません。

▼人間として▲

アドラーのこういう考えがどこから出てきたかというと、それは哲学者ニーチェの「力への意志」の思想です[16]。ニーチェは、生きることを闘いだと言いました。「より大きな力に向けての闘争」とも言っています。力と美が融合した世界が、ニーチェの理想です。その理想を実現するためには、自己超越的な生命的意志、すなわち「力への意志」が必要なのです。

ニーチェは人間を、その意志を持った「貴族的人間」と、それを持たず自分より強いものへの怨恨の念に彩られた「ルサンチマン[*6]の人間」とに分けました。ルサンチマンの人間は、「強者が尊いとする価値を転倒し、自分に都合がよく、それを尺度にすれば自分が上位になるような価値を捏造[17]」するのです。「彼の魂は横目をつかう。彼の精神は隠れ家を、間道を、裏口を好む[18]」「彼は沈黙すること、忘れないこと、待つこと、ひとまず自分を貶し卑下することを心得ている[18]」「こうしたルサンチマンの人間どもの種族は、ついには必ず、どんな貴族的人間の種族よりも怜悧になる[18]」とニーチェはまあ、罵詈雑言です。

ここで私たちが一つ得られる教訓は、他者を貶める（おとしめる）ことによって自分の自尊感情を高めることができる、少なくともその可能性がある、ということです。これは、民族や国家の間で起こりうる差別感情のことを考えたら分かりますね。また、こんな解決策があるなら、自尊感情の高さが自分の行動をコントロールする能力の高さに、ただちに結びつくとは言えない、とも考えられます。ですので、近頃は、自尊感情には他者との比較で出てくる意識的な自尊感情と、無意識に内発的に出てくる自尊感情とがある[19]、という考えが出ています。

自尊感情とアディクションの関係も、実際はこれまで考えてきたほど単純なものではないようです。自尊

＊6　英語の「resent」（憤る）と同じ語源で、他者に傷つけられた、侮辱されたと感じたときに生じる不快感や憤慨のこと。ニーチェの哲学では「奴隷的道徳」の源泉とされる。

感情をめぐる議論が混沌としてきたので、アメリカ心理学会は、ロイ・バウマイスターという社会心理学者に、これまでの研究の総合的な評価を依頼しました。

バウマイスターは、二〇〇一年までに出た一万五〇〇〇以上の論文を調べ、厳格な基準で残った質の高い研究だけを精査しました。そうすると、自尊感情は幸福感と社会的な積極性（イニシアチブ）には関係していましたが、自尊感情の低さと喫煙、飲酒、薬物使用、年少期の性的活動といった行動との関係はありませんでした。自尊感情を高めることがアディクションの予防教育になりうるというような、単純な話ではなかったのです。とは言うものの、バウマイスターは、自尊感情の価値を全否定しているわけではありません。「問題な行動をしない」ことに対して、「そういうあなたは素晴らしい」という褒め方をし、結果的に自尊感情を高めることは、アディクションの深みに落ち込まないためには有効だと結論づけています[20]。

私たちは容易に自分の価値を低めるような事態に遭遇するし、そういう行動をやってしまいます。そのときは、補償も、合理化も、自分を守るために必要です。また、他者の目を意識した「油汗流してのサーヴィス」もやります。毎日でも必要です。かく言う私自身の精神には、高貴なところはありません。私はルサンチマンの人間です。けれども、綻(ほころ)びを大きくしないように頑張っています。

誰か褒めてくれませんかね？　なんでみんな、「それがどうした」という顔をしているのでしょうね・・・。

第4章 孤独について

第1節 孤独感とアディクション

▼当事者の語る孤独感▲

私自身がいつ、酒やたばこを覚えたかというと、田舎から上京してきて古い木造アパートの四畳半の裸電球の下で、一人暮らしをするようになってからです。なにしろ、どこにも私を止める人はいません。空腹になっても食事が出てこないとか、汚れた衣類が日に日に貯まっていくとか、ゴミの中でゴキブリと一緒に住んでいるとか、そういう不便なところはありましたが、一人は自由であり、自由は心地良く、このままずっとこうしていたいような感じがしたものです。

ところが、その自由はまた、孤独と裏腹でもありました。なにしろ一人で暮らしていますから、私が何を

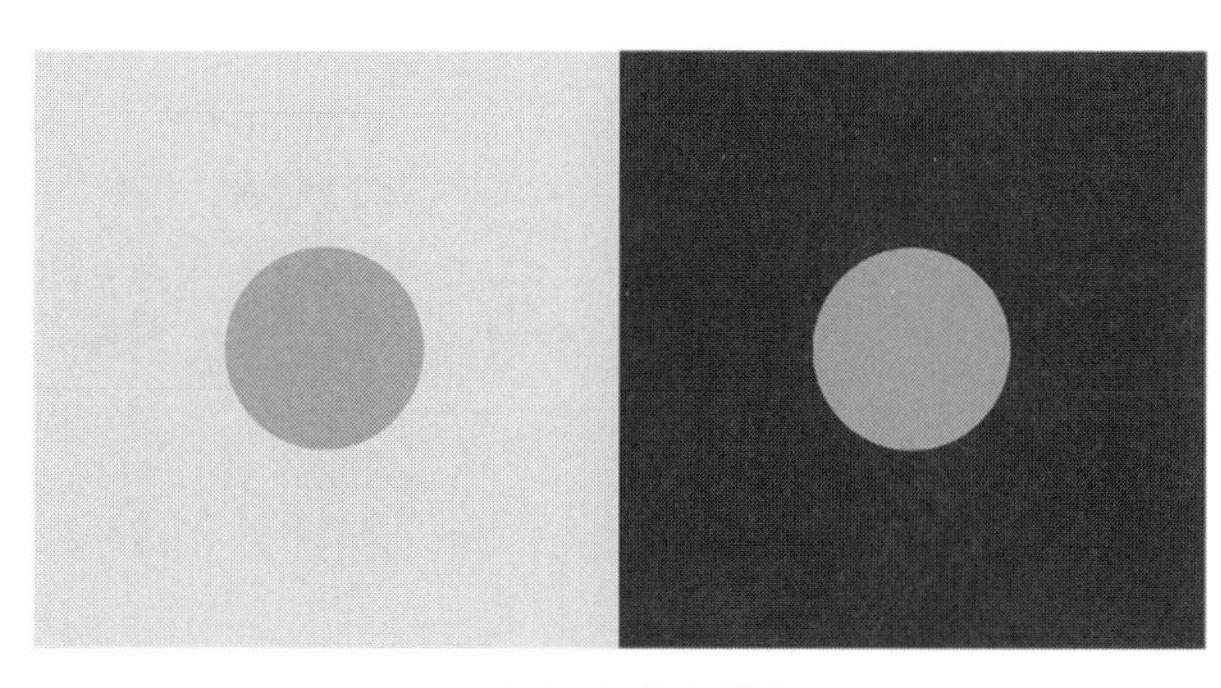

図 4-1　行為と背景

やってもとがめる人はいません。郷里の小さな村とは違って、大都会の人込みの中では、私は無名の、誰からも見られていない存在になることができます。そういう自由と孤独の中で、私は酒やたばこを覚えました。

覚えはしたのですが、アディクションと言うべき状態にはならなかった、と思います。なぜかというと、やがてトモダチもでき、一緒に酒を飲み、また一九七〇年代の頃は、とりわけ男性にはたばこを吸う人が多かったので、私の行為は目立たなかったからです。同じことをやっても、背景が違えば違ったふうに見える。明るくも暗くもなる。これは心理学を学んだ方なら、どなたでも知っていることです（図4-1）。

孤独の本当の問題とは、トモダチがたくさんいるかいないかではないと思います。私のやることがトモダチの中で浮いているかどうかが、カギなのではないでしょうか。もしもそれが浮いていたら、何百人トモダチがいても私は一人です。

それはトモダチに限らず、家族でも同じこと。以下は、家族に不和があって周囲に溶け込めず、日本の高校を中退してアメリカに留学した少年の言葉です。

「日本に帰ってくると、家族6人がみんなバラバラになっていた。

帰ってきてもだれもいないのはつらかった。

留学先で知り合った友人に、日本にいるときに勧められて初めて大麻を吸った・・・こんないいものが世の中にあったんだ、いままで親の離婚やイジメ、高校退学などで経験した苦しみや人生の敗北感は、この薬物と出会うためにあったんだ[1]」

彼は大麻との出会いをこのように思い出します。不幸にして、「幸福な」出会いを経験してしまったのでしょう。

また、アルコールとの深すぎるつきあいを、こんなふうに回想する人たちもいます。

「もともと自分が無く、敵対する周囲に囲まれている心境になって、飲酒に頼っていた」

「孤独で絶望感をもつような幼少時からの考え方（があった）」

「自分にも他人にも嘘をつき、周囲の人と親密な関係を築けなかったのに、見栄をはって、立派な男として認められて満たされたいと思ってやたらと頑張っていた[2]」

あるいは、いろいろな化学物質にとらわれた経験のある女性の言葉は。

「この頃になると、『誰かに助けて欲しい』という気持ちがとても強くなってきました。たまらないさびしさが襲ってきて、誰彼かまわず電話をかけたくなります。悲しくて悲しくて泣きながら（薬物を）

と使っているのですが、それでもやめることができません。睡眠薬とお酒を大量に使い続けていたので、『一度寝入ったらそのまま死んでしまうんじゃないか』『朝起きたら植物人間になっているんじゃないか』と不安で、毎晩眠ることに恐ろしさを感じていました[3]」

アディクションにつながる孤独は、物理的に一人かどうかではなく、心理的な孤立であるように思えます。

▼孤独感とアディクション▲

アルコール依存の場合、孤独感は、開始、進行、再発のすべてのステージで重要な心理とされています[4]。アルコール依存の人たちは、ほぼ同世代の一般社会人よりも強い孤独感を感じ、休日を一人で過ごすことが多く、気楽に語り合える人が少なく、行動をともにする友人も少なく、人に自分の気持ちを分かってもらえず、自分が信頼している人から理解してもらえないことが多いと感じています[5]。

ライフサイクルという観点からアルコール依存の女性心理を考えた仕事によると、若いときは（もちろんお母さんとの葛藤が問題です。結婚すると環境が一変し、家庭の中で社会的・対人的な孤立感に悩む、あるいは家族や親戚との人間関係に悩むようになります。中年期以降になると、今度は子どもの自立や夫婦関係の変化が起こり、家族をケアする役割を喪失することによる強い孤独感を感じてしまいます[6]。

行動へのアディクションも、孤独感と深い関係があります。中国貴州省の中学生（七年生十二歳から九年生十五歳）六〇〇人の、ゲーム嗜癖傾向とその他の心理傾向の関係を分析した研究によると、孤独感は抑う

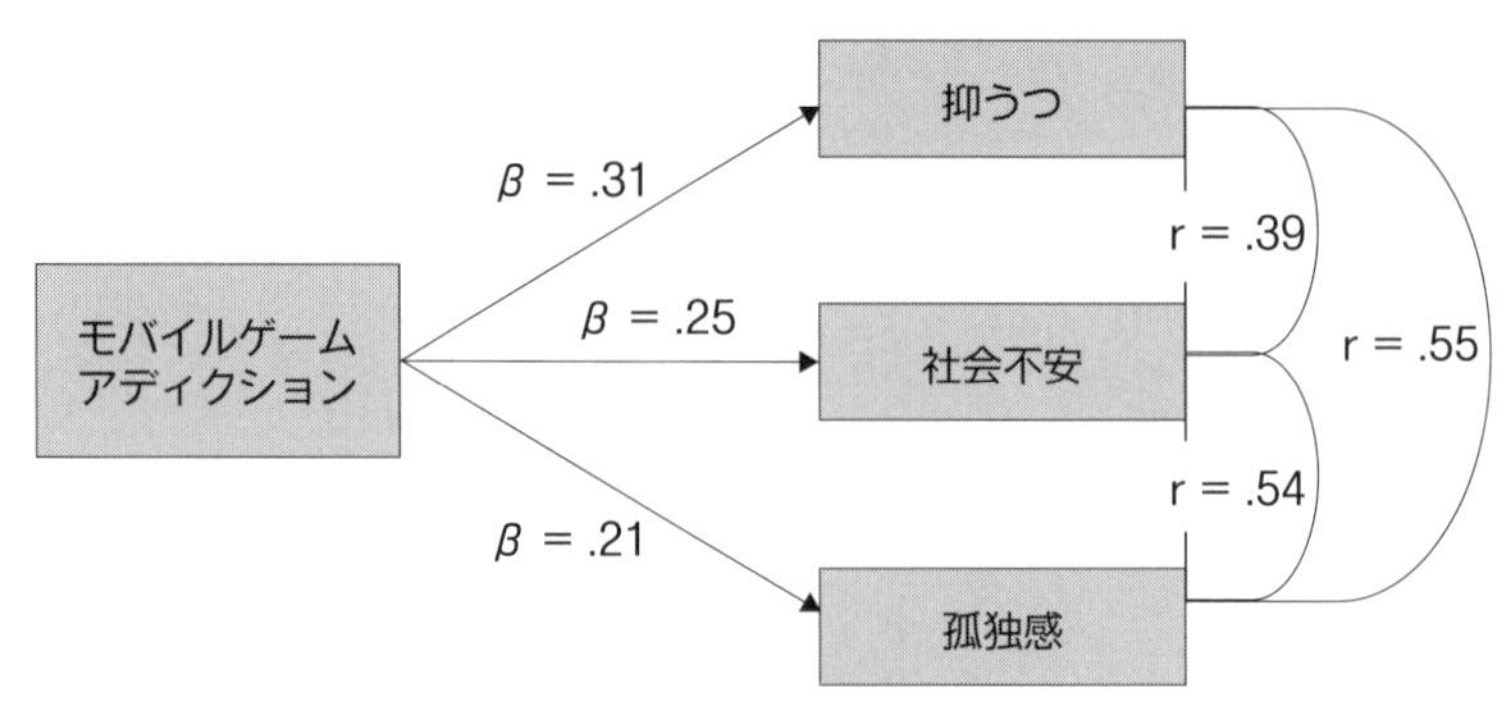

図 4-2　ゲーム障害につながる心理（Wang et al., 2019）

つ傾向および社会不安とそれぞれ双方向的な関係を持ち、この三つの心理がゲーム障害と結びついていました（図4-2）[7]。

アメリカ、韓国、フィンランドの三カ国にまたがって大規模に行われた研究によると（内訳は十五歳から二十五歳までの男女、アメリカ一二一二人、韓国一一九二人、フィンランド一二〇〇人）、インターネットの過度な使用が孤独感、それも「期待したほどの対人的な接触が得られなかったときに感じる孤独感」（知覚された孤独感）と関係がありました[8]。この研究は若い人を対象にしたためか、アルコールやギャンブルと「知覚された孤独感」との間には関係が見られませんでしたが、日本の研究では、孤独感がギャンブル嗜癖のリスク因子であることが示されています[9]。

▼「孤独感」という問題▲

人はすぐれた社会性を持って生まれてきます。生まれて間もない赤ちゃんでも、お母さんの驚いた顔やしかめっ面を真似する力がありますす。半年を過ぎると、他人の視線に応じて自分の視線を変えるようになります。やがて、「他人と同じものを見ている」ことで、世界を共

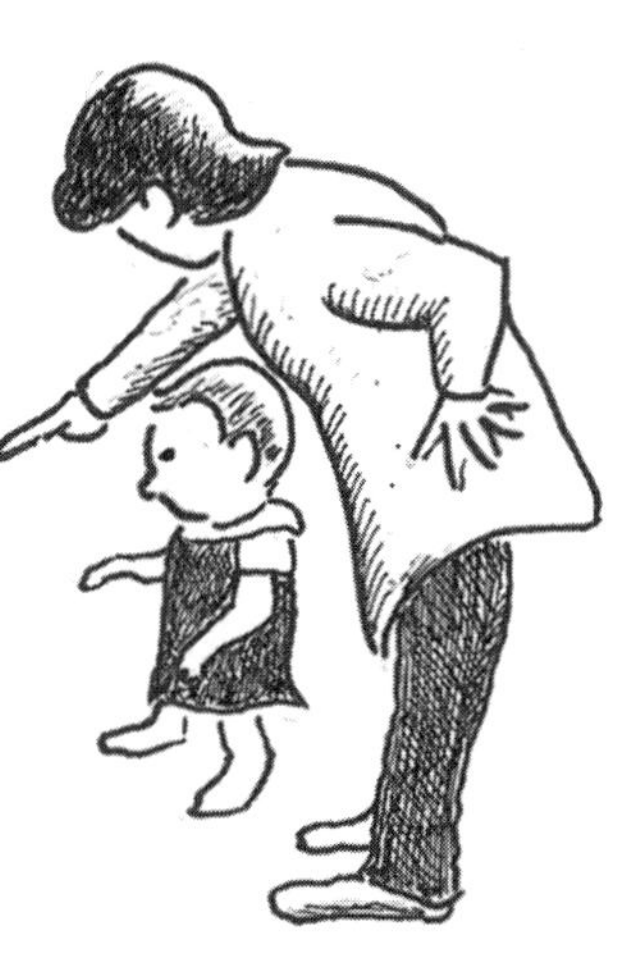

図 4-3　共同注視から共同注意へ
（内田，2017）

有するようになります。これが「共同注視」と呼ばれていることはご存知でしょう（図４‐３[10]）。

　同じものを見ていることは「同じことを考えているのだ」という、「共同注意[10]」と呼ばれる段階に進み、やがてマイケル・トマセロが「九カ月革命」と呼んだように、世界が「わたし」と「あなた」と「何か」から成り立っているという「三項関係」の認識が生まれます。幼児期になると他人の行動をモデルにして、どんなときにどんなことをすべきか、また、すべきではないかを学びます。

いかに過酷な家庭環境で育ったとはいえ、身近な他者、その多くは親だと思いますが、その他者の行動を見て自分の行動を作ってきた、それは誰でもそうやってきたのです。

　そして学校に入り、トモダチもできるようになると、私たちには「自分はこの集団に属している」という認識が生まれます。この集団の中で自分の行動を認めてもらいたい。なぜなら、私たちは社会性をもって生まれてきて、それを土台にして自分という存在を作ってきたからです。

　ある集団の中で私の行動が受け入れられるか受け入れられないかについては、「リターン・ポテンシャルモデル[*1]」と呼ばれるものが提唱されています（図４‐４[11]）。

＊1　ある集団が成員の行動にどの程度の許容範囲を持っているかを測定・表示する理論モデル。「規範の構造的特徴」という論文で、社会心理学者のジェイ・M・ジャクソンによって一九六〇年に提唱された。

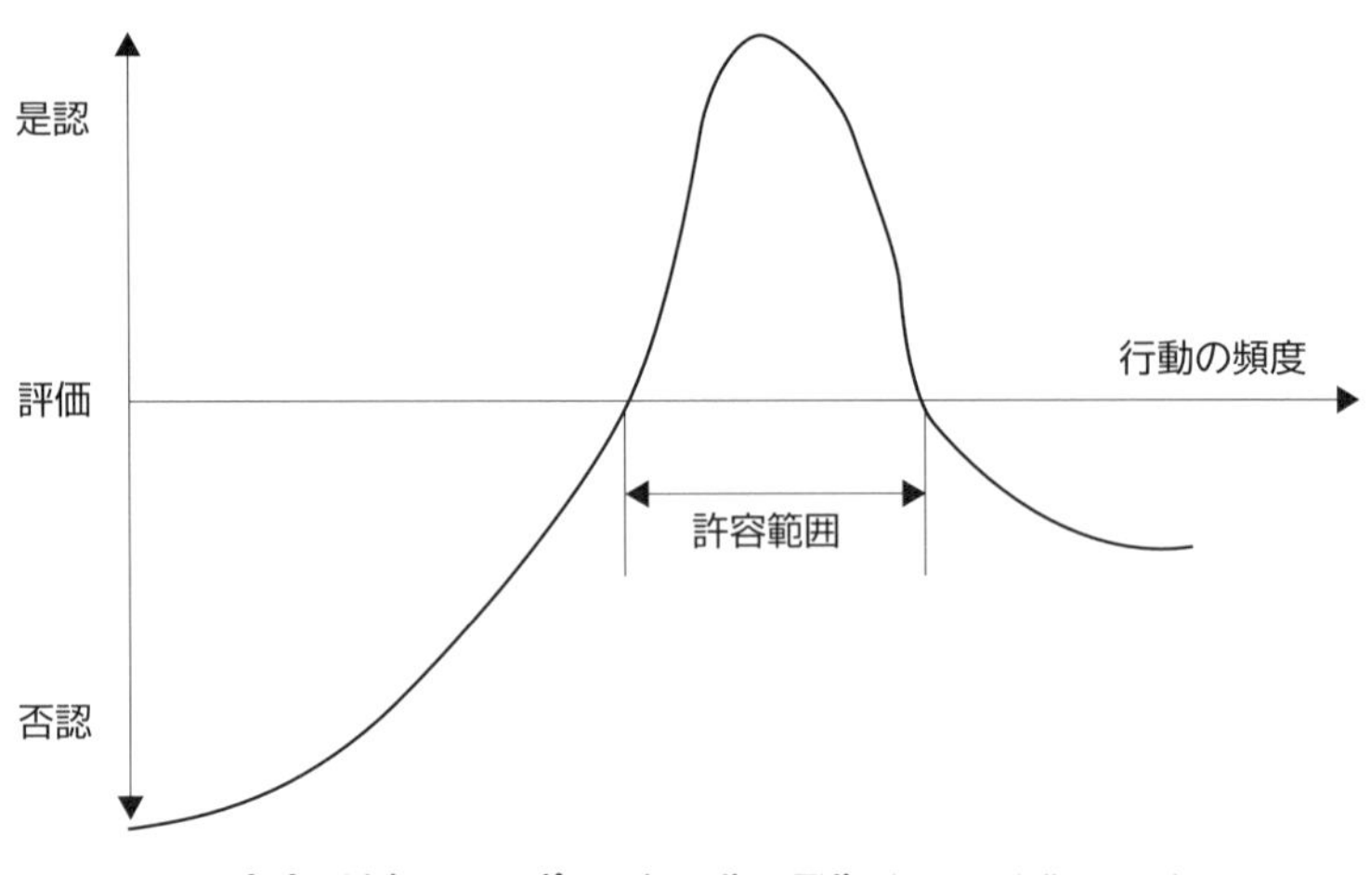

図 4-4　リターン・ポテンシャルモデル（池上・遠藤，2008）

たとえば、小学校のクラスの中で、悪ガキであった私のいたずらが同級生にどのように受け入れられるかというと、いたずらの程度がひどすぎてもダメ、地味すぎてもダメです。このように、集団はなんらかの「規範」を作っています。

さてそれで、都会に出てきたばかりの私のように、親しい人がどこにもいない真空の中に投げ込まれたとすると、自分の行動を作っていく手がかりになるモデルがいません。どの程度のことをしたら周囲に受け入れられるのかも、そもそも周囲が存在しないから分かりません。競争する相手もいなければ、協力する相手もいない。気楽であるかもしれないが、私は自分の行動をどのように調整したらよいのかさっぱり分かりません。

ところが、この章の冒頭で述べたように、物理的な孤独と心理的な孤独感は違います。私の周り、身近なところに他人がうじゃうじゃいたとしても、その人々の行動が自分の行動のモデルにならない、自分はその人々が作る集団のメンバーではない、だったらその集団に受け入れられるかどうかはどうでもいいことになるはずです。

こうなると、私の気持ちとしては、たった一人です。この自覚は、多くの人がバラバラに行動しているように見える都会では、とりわけ大きく感じられることでしょう。実際、化学物質の乱用やゲームへの嗜癖を一種の「逸脱行動」と考えると、そこには「都市の匿名性」なるものが作用しているという考えがあります[12]。

都市には「自分を知らぬ者」がたくさんいます。「当該の個人がまったく未知であるような人々」のことです。当然、田舎から出てきたばかりの私を知る人はいません。こういう人々に囲まれた状況を、「匿名的な状況」と言います。匿名的な状況では、「適切な行為」を定めるルールが共有される度合いが低いのです。見知らぬ人々の前で私が行動するとき、私は「自分を知る人はそこにいない」と思っています。だから、「何をやってもかまわない」と考えた行動をとる可能性は、そうでないときよりも大きいです。また、そういう状況で私がなにかヤバいことをやらかしても、一時的な他者との関係がすぐに終わってしまいますので、関係を修復するための釈明、謝罪、説明といったことの機会がなかったり、役に立たなかったりします。

行為者の運命は、「自分を知る者」がそこにいないだろうという「見込み」にかかっています。発見されてしまえば、行為者はもう「一般の人々」ではいられません。再び「一般の人々」に戻るためには、多大な苦労が必要です。アディクションは都会だけの問題ではありませんが、「匿名性」は、孤独感と深いかかわりがありそうです。

第2節　孤独感の由来

▼孤独感と青年▲

心理学の世界を見てみると、孤独感はまずもって思春期、青年期に感じるものとして注目されてきました。「自我」が芽生えてくるとされるその時期には、まず、「自分」とは周囲の人とは違う存在として自覚されるはずです。

二十世紀前半の教育学者・心理学者として名高いエドゥアルト・シュプランガーは、『青年の心理』の中で、彼が手紙のやり取りをしていた少女について書いています。シュプランガーは、この女の子が十二歳のときから手紙のやり取りをしていました。彼女が十七歳のとき、学生祭があって徹夜で踊り、親友と二人でボートに乗ったそうです。そのときのことを彼女はこう書きます。「あたりは本当に静かでした。私たちは誰も一言も言葉を発しませんでした」。これを読んだシュプランガーは、「子どもは決して静寂を聞かない」と言います。静寂を聞くことは周囲から浮いていること。自我が発見されるこの時期に、人は「眼を内側に向けるのだ」とシュプランガーは述べています。シュプランガーの言葉によれば、その体験は「主観をそれ自身一個の世界として見出すこと、すなわちつねに孤島のごとく、世界のすべての事柄および人間から離れた一個の世界として発見すること」なのです。そして、それには「大きな孤独の体験」が伴います[13]。

なぜ孤独感と青年期が近いのかを、もう少し考えてみます。そもそも論で進化生物学的に考えると、昔の私たちの祖先は、孤立しているよりも集団を作ったほうが生存に有利だったはずです。だから、「何らかの集団に所属すべきである」という圧力みたいなものは、自立の力が強まるにつれて強く感じられるようになってくるでしょう。そこには、昔の元服や今の成人式などのように、「大人の社会の一員になる」ための通過儀礼があります。

ところが、自分がその通過儀礼のアーチをくぐるときには、自分はまだ社会の成員として十分ではありません。だから、周囲から「オマエはまだ青二才」という扱いを受けます。この扱いは一種の警告であり、多くの場合はこれによって私たちは行動を変えて、「一人前」に近づいていきます。しかし、それが常にうまくいくとは限りません。行動を変える試みに失敗したときに感ずるのが孤独感です。なぜなら、目標とする集団に入れないからです。

だがここに、失敗を強く予期してしまう人がいます。その人は、ほぼいつも孤独を感じるので、かえってそれが積極的な行動をとることを妨げてしまいます。これは人の感じ方の問題です。ですので、繰り返しになりますが、たとえたくさんのトモダチがいても、Instagram や LINE で他者と接する時間が長くても、「だから孤独ではないはずだ」という言い方はまったく当たっていないのです。

この論文を書いた心理学者たちは、孤独感を、「抑うつ状態を招く」とか「不安障害につながる」とかいう副次的な理由で何とかしなければならないのではなく、孤独感それ自体を心理臨床の対象にしなければいけないと主張しています[14]。だが本当にそうでしょうか。ときには孤独を感じることも、大事なのではないでしょうか。このことはまた後で考えます。

▼人間関係を取り結ぶこと▲

今度は孤独感の対局にある心理的なプロセス、人と人とが親しくなる過程について考えてみましょう。親しい人間関係が成り立つためには、お互いの行動にある種の「機能」が必要です。その「機能」とは、助け合う（支援）、時間や空間を共有する（近接）、相手に過度な負担をかけないようにする（自律）、コミュニケーションする（娯楽）、似ているところや違うところを確認する（類似）、積極的に相手とかかわりを持つ（力動）、この六種類です。

親しくなる第一歩は、これら六種類の行動を通じて、お互い「自分はこんな人間だ」と相手に知らせることです（自己開示）。まずは、境遇や趣味が似ているので親しくなります。たしかに、都会に出てきたばかりの私に友人ができはじめたときも、最初はお互いに子どもの頃に見たアニメの話をしました。

しかし、しばらくつきあっていると、違いが目についてきます（類似・異質性認知）。私はロボットの出てくるアニメが好きだったが、彼は宇宙ものが好きだった・・・こういうことです。ここで他者との関係が解消されてしまう場合もあるでしょうが、多くの場合はそのうちに、私のやることとあなたのやることに一種の役割分担が生まれて、落ち着きます（役割行動）。ロボットの話は私がする。宇宙の話は彼がする。同じでなくても気になりません。

ところが、人間関係というのは安定したものではありません。何かの拍子に崩れるのです。そうするとまた、（自己開示）～（類似・異質性認知）～（役割行動）のサイクルを繰り返します。何度かこれを繰り返しながら、親しさの度合いが増していきます。

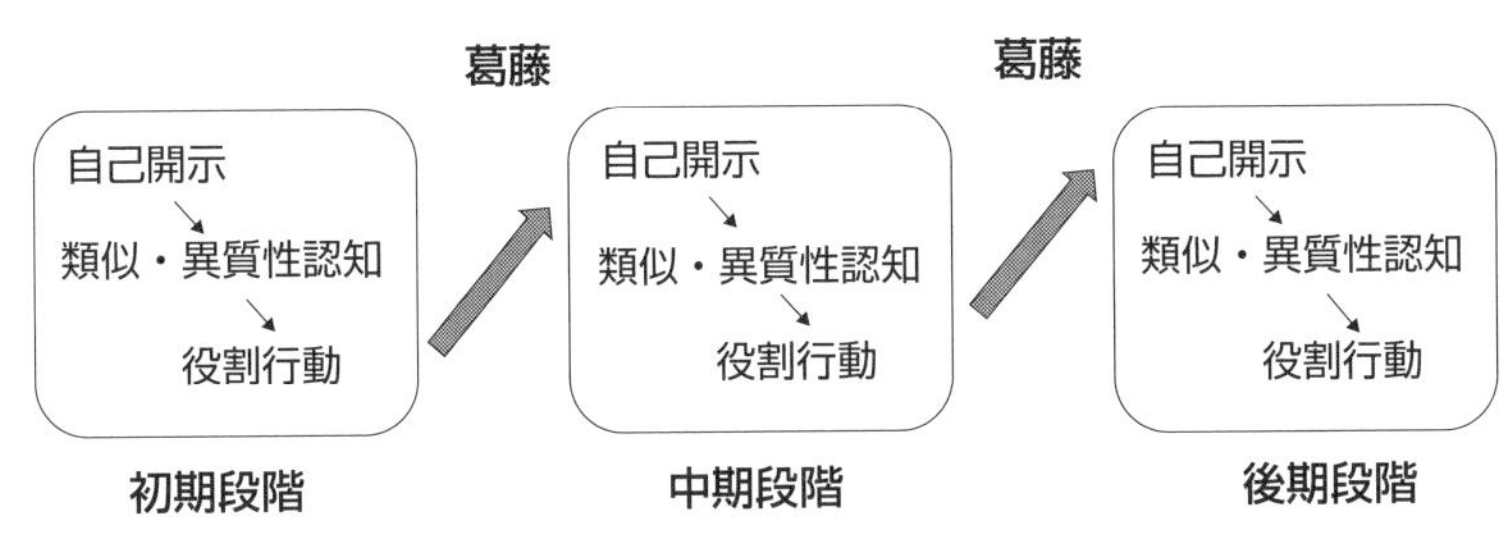

図4-5　親密化過程における三位相の働き（下斗米，2006）

これが社会心理学の「対人親密化の三位相説」です（図4-5）[15]。この図は、三つのコマがありますが、よく見ると中身は全部同じです。もちろん間違いではありません。基本的には繰り返しですから、同じになります。けれども、実際の内容には微妙にか、あるいは大胆にか、何らかの変化があります。このステップを念頭に置いて、孤独感がどこで生まれてくるのかを考えると、鍵は自己開示にあるでしょう。これが第一歩ですから。

社会心理学では自分を良く見せようとする行為を「自己呈示」、誠実に自分のことを伝える行為を「自己開示」と呼んで区別しています。就活の面接などでやってみせるのは「自己呈示」ですね。「自己開示」は親密さを高め、親しい相手との人間関係を調節するために重要です。

自己開示する内容には特徴があります。それは、①自分に関連する情報である、②プライベートな内容を含む、③虚偽ではない正しい情報である、④聞き手（受け手）にとって新奇な内容がある、という特徴です[16]。こういうことを話さないと自己開示にならないのです。いかに「トモダチ」が多いように見えても、こういう話のできる相手でないと、心理的なトモダチにはなりません。

自己開示が進むと「自己」の境界線が明確でなくなります。自分と世界の境界線は、相手を含む二人の世界との境界になります（図4-6）[17]。

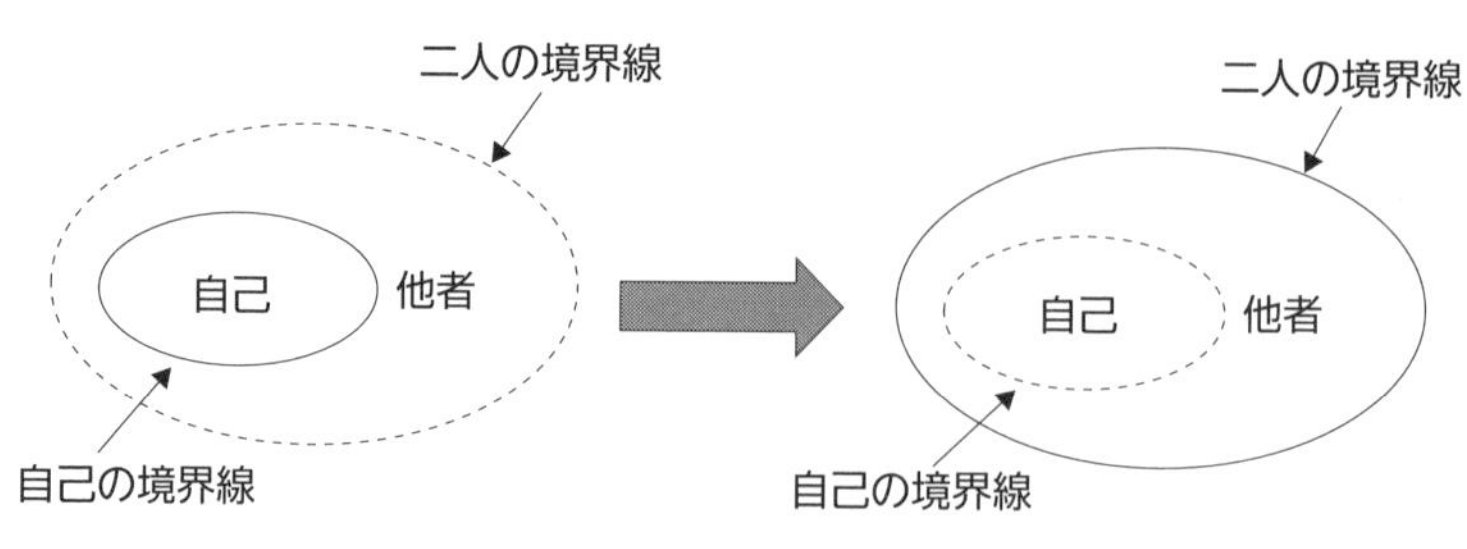

図 4-6　自己開示と自己の境界（Derlega & Chaikin, 1977）

▼孤独感と自己開示▲

自己開示は、どのように孤独感と関係しているのでしょうか。

まだあまり親しくない私とあなたが会話しているとして、その場面では、自分の何を相手に伝えることができたときに孤独感が埋められるか、逆にいうと、何が「伝えられなかった」ときに孤独感が強まるのかが大事になるはずです。

これには男女差があり、しかも相手が同性か異性かによって違いがあります[18]。男性から同性の親友に対しては、現在持っている目標（志向）、生きがいや虚しさ（実存）、過去の恋愛経験（異性関係）などを開示できたら、孤独感が低下します。男性の相手が女性の場合は何を開示しても孤独感は埋められません。一方、女性から同性の親友に対しては、心が傷つけられた体験（情緒）や、小遣いの使いみち（物質）、趣味を開示すると孤独感が低下します。ところが異性の親友に対しては、女性の場合でも男性と同様に、志向、実存、異性関係の自己開示が孤独感を埋めてくれます。ですが、それに加えて心が傷つけられた体験（情緒）、容貌・容姿の長所や短所（外見）、健康上の悩み（体質）などを開示すれば、孤独感が低下します。女性はあまり親しくない男性には、何を開示しても孤独感を埋める効果はありません。

どうして自己開示をすると孤独感が解消できるのかというと、相手も自分と同じ輪の中に入るからです。そこには相手も同じように自己開示してくれるという期待、返報性への期待が働いています。

第3節　孤独であることの意味

▼孤独は悪いことか▲

孤独感にはたしかにダークサイドがあるでしょう。しかし、私はこうも思います。集団でいることに進化生物学的な意味があるのなら、一人でいるのも何かしら進化生物学的に意味のあることではないかと。集団の中に埋没したら、集団が滅びるときには自分も滅びます。もしかしたら、私たちの先祖の中には、集団からぽつんと浮いた孤独な人がいて、その人が私たちを今の環境から救い出した、そんなこともあったのではないでしょうか。

早稲田大学で心理学を講じ、多方面にわたって活躍した相場均教授は、残念ながら長生きされませんでしたが、このように書かれています。

「私にとって本質的なことは、自分がいちばん大切で、孤独であって、愛を感じ、死について考える能力を失わないことである[19]」

「私は人間の心を知るためには、自分自身が孤独でなくてはならないと思う[19]」

「孤独とは一種の呪いのようなもので、本質的には孤独の呪いが憑依状態のように、その人にのりうつらなければならないものだと思う[19]」

相場先生はイギリスで育ちました。ご両親は日本の方でしたが、お父さんは実業家で、おうちにはイギリス人の運転手、ナース、女中さんたちがいたので、ご家庭の会話は英語でした。学校にあがるまで日本語はできず、それでも学校では「チャイニーズ」と呼ばれていたので、「かすかな違和感を感じていた」そうです。太平洋戦争の始まる前に帰国され、日本の学校に入りますが、国粋主義的・軍国的なその時代の日本の学校で、こういう少年がどんな扱いを受けたかは想像できるでしょう。

「私は高等学校でも大学でも、そうした（日本的な）タテ社会に組み入れられたことは一回もない。むしろそれを拒否してきた[19]」

「タテ社会のもたらす『恩』や『義理』は、私の個人的存在の形式をおびやかす[19]」

「『私』とは他に世界のどこにもいない『私』であり、『他者』もそうした存在であるはずだ[19]」

相場先生のお考えによると、「私」がかけがえのない存在であるかぎり、「私」は孤独なはずなのです。「あなた」もそうでしょう。お互いがそれを認めるから、人としての交わりが可能になるのです。そうではありませんか？

こういう考え方は、もちろん現代になって急に起こってきたことではなく、西洋のものの考え方の移り変わりをたどっただけでも、ずっと昔からあったことでしょう。「ストレイ・シープ」（迷える子羊）という言葉からも分かるように、孤独感とはそもそも「神に見捨てられた感覚」だったのです。しかし、自然科学が発達し、医術が発達し、市民革命や産業革命を経て、人々の考えが大きく変化する時代になると、神の引力圏を離れた「自分」を探す旅が始まります。

三十歳になろうとしていたキルケゴールはこう書きます。

「僕は、ほとんど足場を見つけることができない。水鳥のごとく、僕はいたずらに僕の内奥の嵐ふく海原に宿り場を求めているのだ。しかし、このような騒がしい激動こそ、僕の元素であり、その上に僕は僕の巣をつくるのだ――ちょうどカワセミが海原に巣をつくるように[20]」

このようにして「自分」に気づいた私たちは「自分探し」の旅を始めるのですが、それは他者の眼になって自分を眺めることであり、もっと面倒なことに、他者の眼になって「自分と他者」の関係を眺めることでもあります。そこには「自分はどうあるべきか」を教えてくれる神様はいません。だから「自分と一体であるのにどこか自分自身から離れてしまった自分」、すなわち「足場のない自分」が感じるのは絶望です。この絶望をキルケゴールは「死に至る病である」と言います。しかし、「絶望することができるということは無限の優越である」とも言います。なぜなら「絶望できる能力」が人間と人間以外の動物を分かち、人間の優位性を示すものだからだとキルケゴールは考えます。

人間の優位性という議論はさておいても、人間らしさ、ということで考えるならば、「絶望」は決して悪いことではありません。なぜなら、絶望は「むしろ反対に人が普通にある程度の暗闇の中に放っておきたがるところのものをば光のもとにもたらそうと努力するもの[21]」です。絶望は「人間は精神でなければならぬという人間に対する最高の要求の観点のもとに、各人を考察するもの[21]」だからです。キルケゴール流に考えると、神という至高の光に照らされた我々人間はいつも暗闇、だが自分が暗闇だと感じることができるのは、自分の中にその至高の光が想定できているから。そんな具合です。

ここに萌芽のように見えた思想が、二十世紀になるともっと深くなります。いわゆる「実存主義」と呼ばれる考えの台頭です。

私たちは生まれたときから「会社員」なのではありません。私たちは生まれたときから「あなたのために尽くす存在」なのでもありません。では、私たちの「そもそもの」姿とは何なのでしょうか。

こんな考えが起こってきたのは、やはり二十世紀という機械文明、大量生産と大量消費の時代の到来と関係があります。そういう文明は、「人間を平均化し集団化」しました。人間的な存在を「抑圧」しました。私たちはそれに反抗し、反逆したのです[22]。

その最初の自覚は、私がこの社会から浮いて、孤独である自分を発見したことではなかったでしょうか。しかもそれは、自分自身の中に、自分でも気づかない「陰」があることの自覚でもあります。なぜなら私は、仕事をし、食事をし、通勤をし、ほぼ九〇%ぐらいはこの現実と触れ合って暮らしているからです。そんな暮らしに「異議申し立て」をしている自分は、自分自身の中の陰です。ある文学作品がこう描いているように・・・。

「彼の夢の中で行動する人物が、彼からつねに『独立に』思考し、振舞っている事実が、そのとき、今さらことあたらしく、しかも、なにか悩ましくすら思われてきたのであった。そこには彼自身から独立した或る種の自身があって彼からつねに『独立』しつづけているようなのであった[23]」

そこで私はこう思います。孤独を感じて悩んでいる人は、自分を探す旅の途中にあって、本当に「いいところ」まで来ている。たしかにそこの居心地は良くないかもしれないが、美しい毒蛾のようにあなたを誘うもののほうには、近づかないほうがいい。なぜならそれは、「自分探しの旅」にショートカットを作って、あなたの「いいところ」を台無しにしてしまうから・・・。

第5章 私は変わりたい——変身願望とアディクション

第1節 変身を望む心

▼「脱出」への願い▲

医師の処方してくれる薬やアルコールに心を委ねてしまった女性はこう語ります。

「夫は几帳面で、家庭でコンセントを抜くと『コードをもたず本体をもって抜け』、紅茶を飲もうとすると『水を飲め』などいちいち口出しをすることが多かった。35歳で娘を出産し、その頃より夫が些細なことでどなるようになったが、ひたすらガマンしていた[1]」

「夫の言葉に反応して不安になったり、胸が痛く息苦しくなり、ときには体の力が抜けて倒れるようになった[1]」

「ここから逃げたい」という思いがつのっても無理はありません。

ギャンブル「障害」から回復した人たちは、その当時を思い出してこんなふうに語っています。

「(ギャンブルを)やめていると何か、ここに鉛があるような感じで(胃のあたりを指して)。ああこれ、パチンコやるとこの重さ全部パーッと多分飛ぶんだろうなーって。絶えずこうずーっと何か、沈殿している・・・」

それを聞いたもう一人も同感します。

「飛ぶんですよね。・・・これから行こうかなって思うと、パッとその瞬間ね。そうするとまた、戦いなんですよ。(パチンコに)行けないから。こーんなに楽になれるのに、どうして行けないんだろうって[2]」

ここで何かすれば、一時でもこの現実を忘れることができるのではないか。今、自分がここにいる時間と空間を超越して、どこか別の世界に行ったような気になることができるのではないか。社会学者のノーマン・デンジンが、その著作にまとめた何人かの人々の経験談は、そのことを語っています。

「飲むときは、時間を止めるんだ。時計をみると・・・それは午後10時30分だという。ウィスキーを一杯飲んで、頭の中が、飛んでしまう。何年も前に戻ったり、今から10年先になったり・・・まだ10時35分じゃないか」

デンジンの考えでは、この「私」という存在は、いくつかの単位（モジュール）の集合体です。そのモジュールもまた、いくつかのモジュールから成り立っています。「私」は決して単一の存在ではないのです。さてそこで、「私」を作っているいくつかのモジュールの間に矛盾があった場合、すなわちそれらがうまく調和しておらず、あるモジュールは「こうしたい」と考える、別のモジュールは「それはダメだ」と考える、こんなような状態になったときに起こるのは、一種の「意識の遊離」であるとデンジンは考えます。アルコールやドラッグは、その「意識の遊離」をもたらす手段の一つです[3]。ギャンブルもそうかもしれません。このときに、自分が自分ではない、なにものかになったような気がする。いわゆる「ネット・アディクション」の当事者の一人はこう語っています。

「ネットの世界では、現実の自分とは違う自分を演じることができ、それが楽しい」

「ネットの世界ではリアルな世界とは違った世界を味わっている。自分が女になりすますところもある。そういう趣味があるわけではないが。現実とは違った自分を演じ切る楽しさというのはある。そういうことは、ゲーム以外でも、2ちゃんねるでの書き込みでちょっと頭のいい雰囲気を出したりするところにあるようだ。ネット上では女性を演じているため、ネット上の知人と実際に会う『オフ会』には行かないことにしている[4]」

この方は男性なのでしょうが、ネットの世界では女性に変身しているのですね。

▼脱出から変身へ▲

私たちは普段から、ちょっとしたことで「自分を変えよう」とします。私がスーツを着てネクタイを締めると、それはいつもの私とは違うのです。ちょっとピアスを入れてみる、ちょっと変わったサングラスをかけてみる、こんなことも「プチ変身」です。旅行に行って普段と違う気分を味わうのも、ちょっとした変身です。

けれども、ここで考えたいのはもっと大きな、アディクションにつながる変身の願望です。このような願望のことは、豊かな思索力と表現力を持った著述家がいろいろに表現してきました。たとえば、すぐれた文明批評の目を持ったイギリスの著作家、オルダス・ハクスリー(1894-1963)は、自らが実験的にメスカリン[*1]を試したときの動機を、こんなふうに書いています。

「幻視者や、霊媒や、また天才的音楽家に生まれ損なったわれわれは、ブレイクやスウェーデンボル

＊1　南米に自生する棘のない小さなサボテン、ペヨーテ（和名は烏羽玉）に含まれる化学物質。ペヨーテはアステカ王国で宗教儀式に使われ、スペインによる侵攻が始まると「邪教である」との理由で使用が禁止されたが、その後も続いた。先住民族を表すメスカレロ・アパッチにちなんでメスカリンと命名され、十九世紀末から精神作用の研究が行われた[5]。

グやヨハン・セバスチャン・バッハといった人たちにとって旧知であった世界を、どのようにして訪れることができようか[6]」

また、ベルギー生まれのフランスの詩人アンリ・ミショー（1899-1984）は、幼いときから「脱出」の願望を抱えていたように見受けられますが、一九三五年頃にまず麻酔薬であるエーテルを試してみます。たしかにエーテル（ジエチルエーテル）は、ひところ麻酔薬として使われたことがあるのですが、刺激性や引火性が強く、非常に危険で、今では使われません。ただ、ミショーがエーテルを試したときの背景にあった気持ちは、こんなものでした。

「もっと自分の『私』を失いたい、ぜひとも裸になって、空無の中で（あるいはあらゆるものの中で）震えていたい、という気持の起こることがある」

ミショーはその後、ハクスリーの『知覚の扉』にヒントを得た出版企画でメスカリンを試しますが、その経験は、「快か不快か」とひとことで言えるようなものではありませんでした。

「耐えがたい不快の中、苦悩の中、内部の祝祭の中。一一世界は、若干の距離をへだてて、刻々と退いてゆきつつある。その距離はどんどん遠くなってゆく[7]」

「突然、一本のナイフが、突然千のナイフが、稲妻をはめ込み光線を閃かせた千の大鎌、いくつかの森を一気に全部刈りとれるほどに巨大な大鎌が、恐ろしい勢いで、驚くべきスピードで、空間を上から下まで切断しに飛び込んでくる[7]」

変身には代償が伴います。ミショーの経験を紹介した論文は、こうまとめられています。

「現実社会から受ける苦痛や傷を癒すため、または現実による抑圧を解き払うために麻薬は精神的な麻酔剤、鎮痛剤として有効に働くであろう。それは、ストレスを解除する〈息抜き〉という以上に傷つき、ねじ曲げられ、痛みに耐えている自分を癒やしてくれるだろう。また、現実世界の自己を解体し、〈いま・ここ〉でない（どこか）へ脱出したい、抑圧された自分を解き放ち、本当の自分＝〈わたし〉のあるべき姿に戻りたいという願いを叶えてくれるかもしれない。だが、胸酔の中で箍の外れた状態の自分を本当の自分だといってよいのであろうかと疑問をなげかける[7]」

第2節　変身願望の心理

▼行動の手がかりとしての変身▲

私たちは「どんなときに」「何をすれば」「どんな結果になる」という三つの事柄の関係に基づいて、自分の行動を作ります。これは必然的な関係ではなく、あくまで私たちが「どんな関係を見たか」という、言うなれば認識の問題です。心理学では「随伴性の認知」などと言いますね。

ところで「どんなときに」という場合、何となくこれは私たちを取り巻く環境のことだと考えがちですが、それに限ったことではありません。自分自身の内部の感覚も、「どんなときに」の中に入ります。これは何も難しい理屈ではなくて、お腹がすいたときと満腹のときとでは、私たちの行動は違うはずです。それは、このときに何をすれば満足が得られると認識しているかが違うからです。

何かの行動が何かの結果をもたらす、そのために自分自身の状態を積極的に変えることがあります。アルコールやドラッグを私たちは「物質」と呼びましたが、問題は物質そのものではなく、その物質が自分をどのように変えてくれるかです。しかも、この「どんなときに」は、そのチャンスが限られているほど魅力的、というか、そのときの行動に従事するために労力をいとわない、といった状況になります。つまり、いつもやすやすと変身できるようでは、変身の意味がありません。それでは「常態」になってしまうでしょう。

だから、「変身」のための手順というか段取りは、次々と難しいものになっていきます。たとえば、インドネシアのバリ島のお祭りで踊る人がかぶる仮面は、とてもユニークなものです。この仮面にはいくつもの鈴がついているのですが、その鈴が仮面の内側に取りつけられているのです。つまりこの鈴の音は、観客が聞くのではありません。踊っている人自身がガンガン経験するところに妙味があります。これによって踊り手は一種のトランス状態に入るのです。

このようなわけで、はじめのうちはわりと簡単に手に入る化学物質、すなわちアルコールやたばこを使ってみるか、身近なところにあるパチンコ・パーラーやゲームで変身の感覚が得られますが、それでは満足できず、だんだん強いものへ、手に入りにくいものへと、エスカレートしていくことになるようなことも起こります。「そのこと」に従事できる機会が限られていればいるほど、私たちを誘う力が強いからです。

▼体から心へ▲

古くから知られているとおり、体と心の間には密接な関係があります。私たちは目や耳、鼻や舌といった感覚器のみならず、筋肉の伸び具合を検出する伸張受容器などからも得られる感覚情報に基づいて、「私の体は私のもの」「私が自分で体を動かしている」といった認識を得ます。それを、「脳の中に身体が表現されている」というふうに言うことができるでしょう。

病気や怪我あるいは加齢などによって、実際の身体と「脳内表現」との間にズレが生じると、私たちは適切な行動がとれなくなります。この「脳内表現」が生まれるメカニズムはなかなか複雑で、「何をやろうとしている」「どんなふうにやろうとしている」「そうするとこうなるだろう」という予測や期待に、「体がどんなふうに動いた」「それで何が起こった」という知覚が組み合わせられて、比較的ゆっくりと出来あがってくると考えられています（図5-1）[8]。

ところが、この身体感覚の脳内表現というものは、比較的容易に変わります。動物の実験の話ですが、サルに熊手を使ってモノを引き寄せるように訓練すると、サルの脳の中で、「自分の手」を表す領域が熊手の先まで延長されるのです[9]。私の目の前の「バーチャル空間」に手袋と靴下を投影し、それを私の手足と同期して動かすと、数分後に私はその空間に自分の透明な身体があるように感じます[10]。さらにこの「バーチャル空間」の片方の「手」を、実際の私の手よりも長く見えるようにすると、私は自分の腕が伸びたように感じ

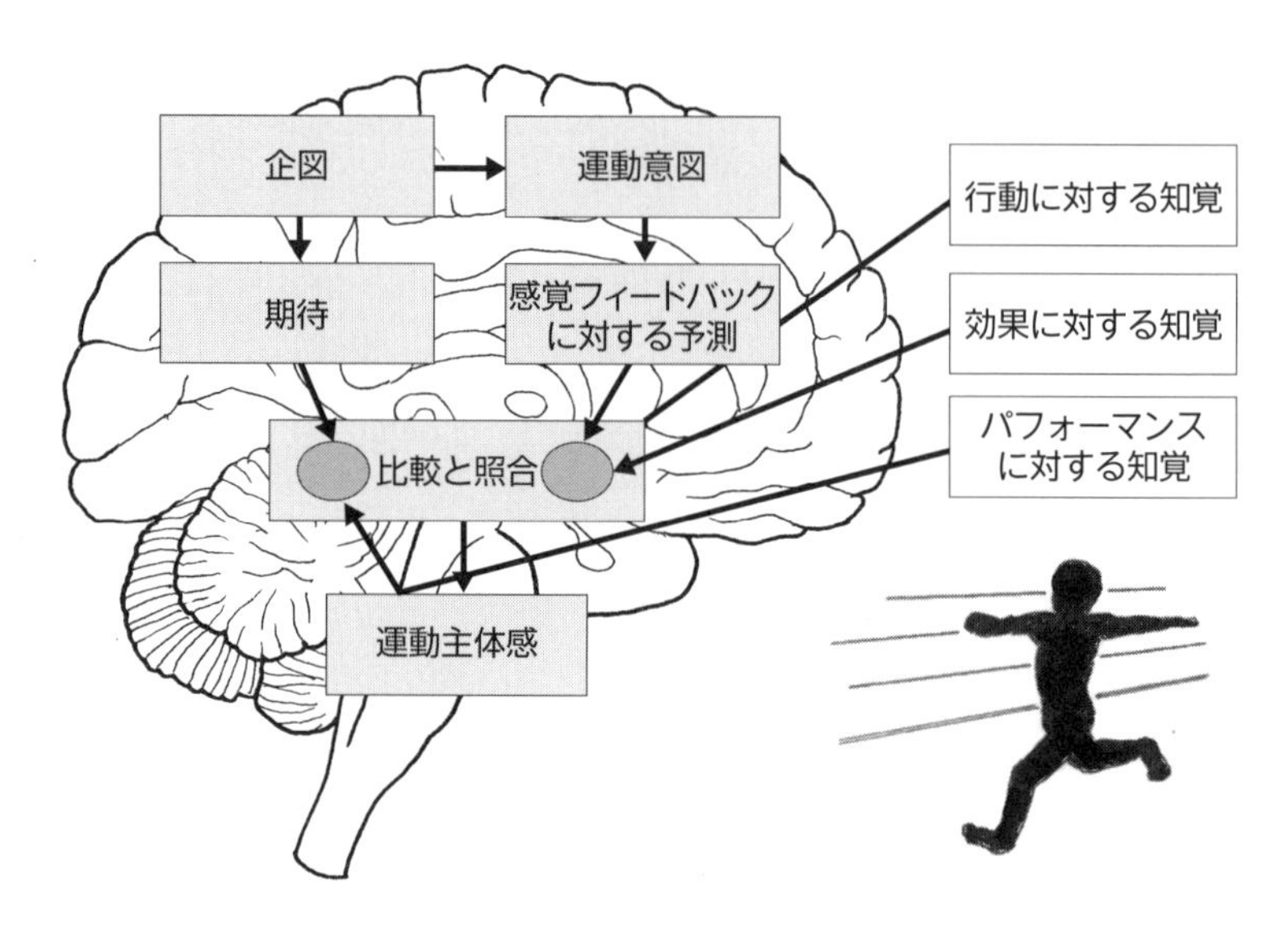

図 5-1　身体感覚の脳内表現（淺間ら，2017）

るのです[11]。

こんなふうに、自分の身体像はかなり柔軟性に富んだもので、というよりも伸縮・変幻自在に変わりうるのですが、問題は、自己の身体像と自尊感情とが深い関係にあるということです。難しい話ではありません。お化粧をするのは自分をアップさせたいからでしょう。私がお腹を引っ込ませたいのも同じ理由です。「私はいったいどんな人間なのか」。これは根源的な問いと言えるでしょうが、この問いは「私はどんな身体を持っている人間なのだろうか」という問いに容易に置き換わるのです。

身体像と自尊感情の関係は、特に若い人々の肥満との関係でたくさん研究されています。そのうちの一つによると、自尊感情はＢＭＩなどで客観的に把握できる実際の肥満度ではなく、「自分がこう思っている」イメージとの関わりが強いのです。身体イメージが良くないと自尊感情は低下します[12]。

さらに、自己の身体像というものは、他者に向けられる信号でもあります。私たちはどこまでいっても、他者との関係から自由ではありません。私たちがどの程度切実に「自分の体を変えたい」と思うかは、周囲からどんな力を受けているかによって変わります。

日本の女子高校生四五八名を対象にして、「二重まぶたにする」「胸を大きくする」といった「プチ整形」を受けた経験や受けたい願望と、「恋人やボーイフレンドと遊ぶのが楽しい」「学校での生活が楽しい」「家庭での生活が楽しい」といった「リア充」(リアルな生活が充実している)の程度とを調べた研究があります。それによると、実に衝撃的なことですが、「リア充」の人たちのほうがそうでない人々よりも、「プチ整形願望」が高かったのです。[13] 私たちはここで、「一見すると充実」の裏に隠れている圧力の大きさを、考えなければなりません。

私たちには自分を変えたいという願望があります。もっと大きく、もっと強く、もっと速く、あるいはもっと楽に・・・。このとき、面倒な努力をいとわないのがまっとうな道ではありましょうが、何か自分の身体感覚を変えてくれるような「ショートカット」を見つけて、それに身を委ねてみたいと思っても不可解ではありません。それは「精神的なドーピング」とでも言える心理です。

▼変身と自己▲

私たちは「自分」をどんな人間だと思っているのでしょうか。「なりたい自分」と「今の自分」が違うから変身したい、こう思うのは自然なことです。それでは、まずはどういう情報に基づいて、私たちは「自分の姿」を思い描くのでしょうか。それを簡単に言ってしまうのは無理がありますが、多くの研究が一致している見解によれば、その情報源は他人です。すなわち、周りの人とどのように同じと思うか、違うと思うかが情報源なのですが、その中ではとりわけ「違い」のほうが重要です。

これは私たちの「ものの見方」に、全般的に備わっているクセです。たとえば、どんなタレントさんの顔が記憶に残っているかを考えると、もちろん平凡な人も悪くはありませんが、パッと思い浮かぶのは、ユニークな顔立ちをされている方ではないでしょうか。すなわち、「平均」みたいなものからの隔たりが大きな方は、記憶に残りやすいです。だから、タレントさんはみな、ご自分の特徴をどこに打ち出すかに苦心しているのでしょう。

自分はどこか他人とは違った存在でありたい、そこに自分の存在価値があると思うのは自然なことです。これは外見に限った話ではありません。ものの考え方、言葉遣いや態度、こういったことも他人との違いを演出する道具です。

この演出がどうやって変身の願望と結びつくのかを考えると、心理学で「可能自己」と呼ばれているものに思い当たります。私たちは「こうなりたい自分の姿」（肯定的可能自己）と、「こうはなりたくない自分の姿」（否定的可能自己）を持っています。これらの可能自己のうち、「今、現在」活性化されている部分（作動自己概念）が自分の行動を決めます（図5-2）[14]。作動自己概念と現実の自己像とのズレが、変身の願望を生みます。

このあたりは消費者心理学としてよく研究されていて、「ジムに通う」「エステに行く」「ヘアスタイルを変える」「酒を飲む」「ギャンブルをする」「たばこを吸う」「栄養ドリンクを買う」といったことが、「変身のための消費行動」として調査の対象になったりします。

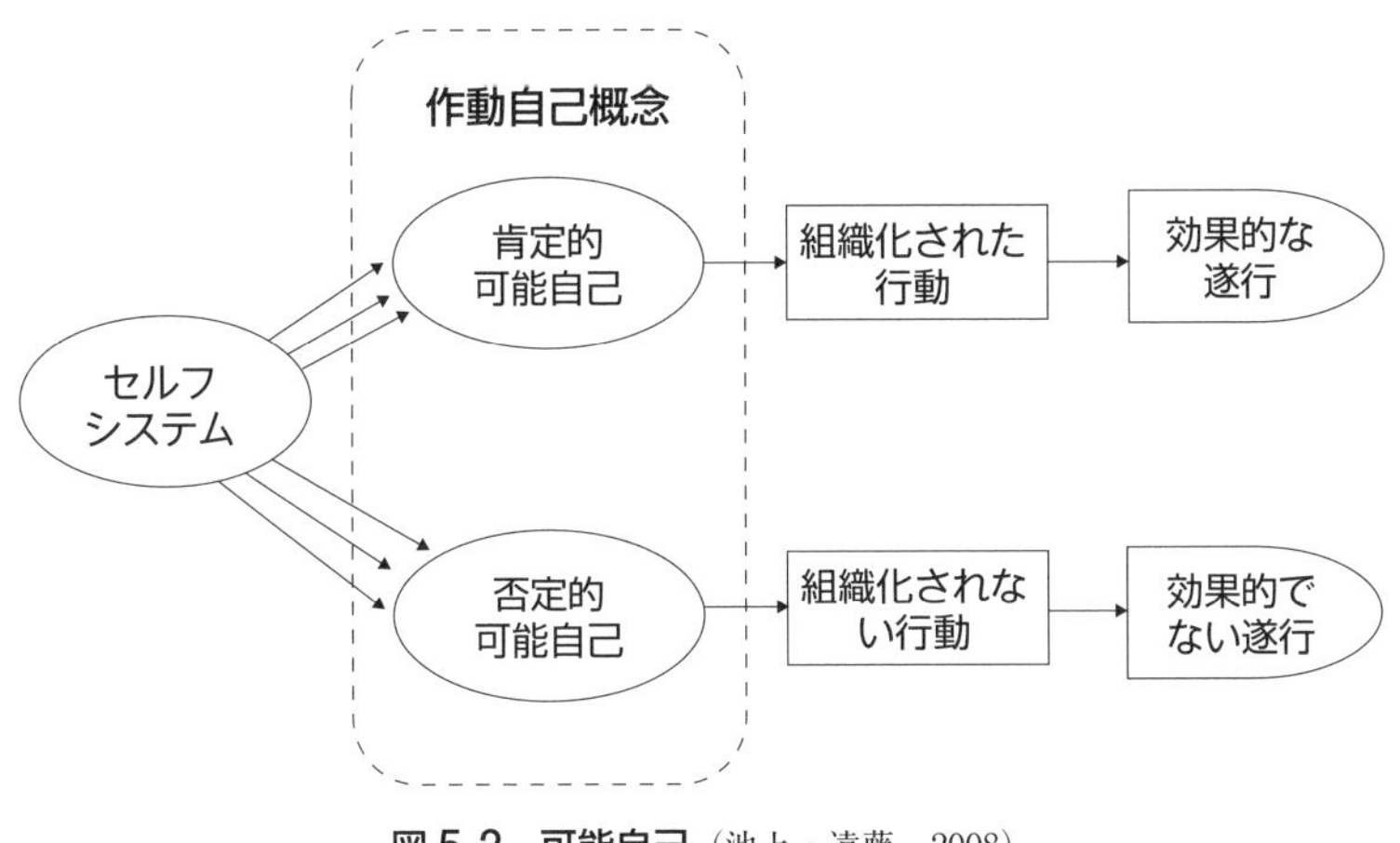

図 5-2　可能自己（池上・遠藤，2008）

大学生を対象に、変身願望と消費行動の関係を探った研究によれば、自分の体や顔つきが「こうありたい姿」から隔たっていると感じている人は、化粧や美容、健康促進への消費傾向が高く、酒やたばこ、ギャンブルといった「昔ながらの」もの、言い換えれば「オヤジ消費」への志向性が低いそうです。また、精神的な自分への満足度が大きい人ほど、娯楽や趣味への支出が多いそうです。その一方で、社会的な自分への満足度が大きい人は、自分の資質を向上させるための支出（資格を取る、習い事をするなど）が低いといったように、自分をどうとらえているかによって、どんな変身を望むかが違います[15]。

私たちが可能自己と現実の自己とのギャップを感じるのは当たり前のことで、そのギャップに基づいて変身願望を抱えて生きることも、当然のことなのです。

第3節　暴走する変身願望

▼変身の限界▲

ありとあらゆる「ドラッグ」を試し、ついに究極のドラッグ、すなわちテレパシー（精神感応）を可能にすると言われる薬を探しにアマゾンの奥地に分け入った「ビート・ジェネレーション」の作家（Column 4参照）、ウィリアム・バロウズ（1914-1997）はこう書いています。

「快楽とは物事を特別な角度から眺めることだ。快楽とは、次第に老いぼれていく、用心深く、口やかましく、いつもびくびくしている肉体の束縛から、ほんの少しのあいだ解放されることだ[16]」

まさに変身願望を言い得て妙ですが、しかし、ここが難しいところでもあります。完全に「あちら」の世界に行ってしまうと、今度はそこが平凡でつまらない世界になるのです。「こちら」が見えているからこそ、「あちら」の特殊性が分かるのです。

再びハクスリーのメスカリン体験を訪ねてみると、彼はこんなことを書いています。

「『こう見えなくちゃいけないんだ。これこそものの真の姿なのだ』。しかし留保すべきことがあった・・・

その場合、他の人々はどうなるか。人間関係はどうなるか。録音されたこの日の朝の会話を聞いてみると私は『人間関係はどうなるか』という言葉をひっきりなしに繰り返している。本来あるべき形でものを見る超時間的至福と、なすべきことをなし、人としてあるべき形でものを感じる時間内世界の義務とを人はどのようにしたら和解させることができるのであろうか[6]」

今、孤独の中で自分と向き合ったとします。つらさを抱えている自分。私はそんな自分を大切な存在だと思うことができません。そうすると、私は変わりたいと思うでしょう。今の自分ではない何か別のものに。けれども、私はどこかで「今の自分」と向き合ったままです。

これをよく表しているのが、「オンライゲーム」だと思います。青少年がゲームにのめり込むにはさまざまな動機があるでしょうが、中国の大都市に居住する十二歳から十八歳までの六二三名のデータを分析した調査によれば、現実世界の束縛から逃げたいという動機と、他者との密な関係を築きたいという動機、すなわち両立できない二つの動機が混在しているのです[17]。

日本の大学生を対象にした研究によると、「変わりたい」と思う心の背景には、九つもの因子があります[18]。すなわち、①「以前の自分に戻りたい」(懐古)、②「変わり続ける自分でいたい」(変容追求)、③「成長していない自分を変えたい」(一新)、④「悪いところを直したい」(改善)、⑤「あこがれている人のようになりたい」(憧憬)、⑥「確かな自分をつかみたい」(確立)、⑦「周りの人に合わせたい」(模倣)、⑧「自分をガラリと変えたい」(全面変容)、⑨「将来を考えるとこのままの自分ではいけない」(展望)の、九種類です。

この中には、「ネガティブなところを消したい」願望と、「ポジティブなところを作りたい」願望が混ざっています。変身という行為は、「今、ここから逃げる」ためには役に立つのかもしれませんが、その背後に見えるのは、一筋縄ではいかない複雑な気持ちです。

▼変身の拡大▲

「自分が自分ではないものになる」。これは、フランスの歴史学者ロジェ・カイヨワ（1913-1978）が、「ミミクリ」と呼んだ「遊び」です。人間の精神発達を考えてみると、この「ミミクリ」は幼児期から現れてくるようです。「何かに変身して走ったり、跳んだり、寝転んだり、何かの下にもぐったり、隠れたりするのが楽しい」という遊びの様子は、三歳児に見られます[19]。

子どもの動作が何かを「真似て」いることは、その様子を見ていると分かりますね。真似ることについて考えてみると、二歳から二歳半にかけての時点でモデルの行動を真似するだけでなく、モデルの「視点や意図」を察知した真似ができるようになります。たとえば、モデルが「くっついた二つのものを引き離そうとしたが、うまくできなかった」場面を演じると、幼時は引き離す動作を真似るのです。真似ることは「意図形態の模倣の発現を含み、心による同型的な世界の共有関係の高次化を目指す[20]」発達だと考えられています。

さらに発達をさかのぼると、満一歳を過ぎる頃から、積み木を自動車に見立てて「ブーブー」と押して歩くような「想像遊び」をするようになり、「本物とは似てない何かによって本物を代表させる」機能、すなわち象徴機能が育ってきます。この機能が、言葉、絵画、動作などの創造性を支える想像力に育つのです[21]。

ところで、「積み木を自動車に見立てる」という話をごく自然に読んでしまいましたが、ふわふわの羊のぬいぐるみでも悪くないのではありませんか。しかし、これが自動車に見立てられる確率は、積み木ほど高くはないはずです。そうなると、イメージからシンボルを選び取る過程には、音素から単語を構成するような任意性はなく、ある程度の数の人々の間で共有された元型、すなわちプロトタイプのようなものがあるのではないかと思えてきます。

どんなものがプロトタイプになり得るのか。それは、もしかしたら行動生物学で言う「超正常刺激」、すなわち本物よりも本物らしく、本物よりも強い反応を引き起こす力を持ったものなのかもしれません。図5-3[22]は、マンガですがかわいいです。こんなウサギやヒヨコは現実にはいません。けれども、私たちは「かわいさ」の特徴、すなわち全身が丸っこいとか、目が大きい、足が短い、口が小さいといった特徴を誇張したマンガに、本物よりも強い「かわいらしさ」を感じます。

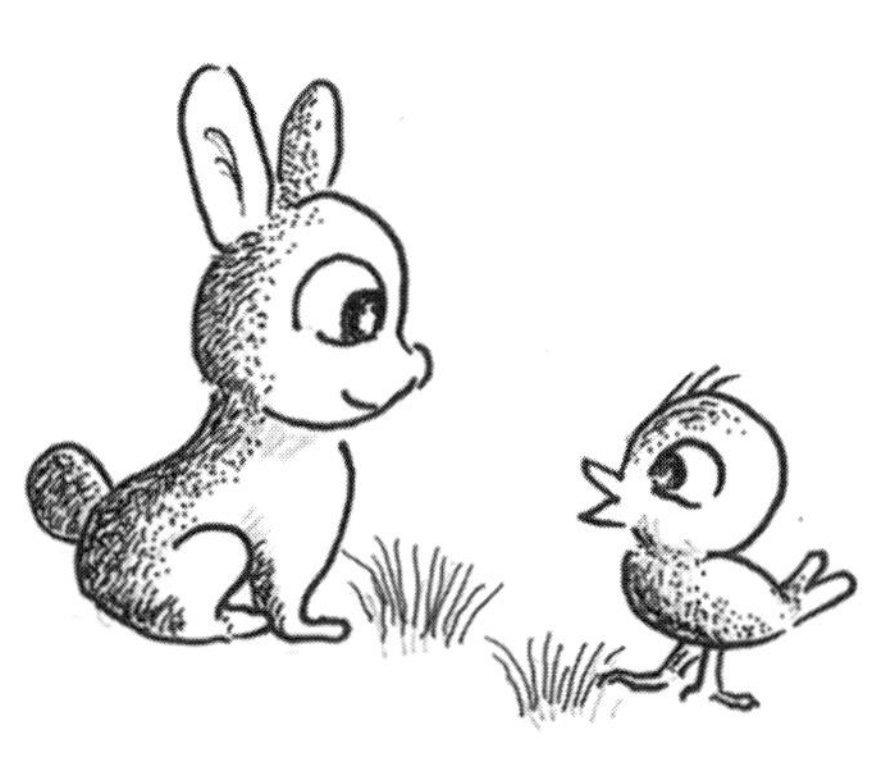

図 5-3 「かわいらしさ」の超正常刺激

（アイブル＝アイベスフェルト，1974）

また、そのプロトタイプは、ユングが「文化的な象徴」と呼んだもの、すなわち「根源的なヌミノスや魔力を多分に保持している」、また「ある人々にたいして深い情緒的な反応を引き起こすことができる」と考えたものかもしれません。[23] この本の中でユングは、ゴジラを「もはや抑圧することのできなくなった元型の歪曲された形であろう」と評しています。[23]

アルコール、たばこ、覚醒剤、大麻、パチンコ、バカラ、競馬、ロールプレイングゲーム、シューティングゲーム、e‐スポーツ・・・。私たちはそれらに、何かの象徴的なイメージを持っています。そういうことをやっている人々についても、象徴的なイメージを持っています。

「変わりたい」人々は、そのイメージのほうに変わりたいのでしょう。それは一般的な「良い」イメージかそうでないかには、関係ありません。変身の願望を重ねる対象は、「これまでの自分を否定してくれるもの」や、「周りの人々に合わせられるもの」のイメージを持つものです。

▼変身と「とらわれ」▲

私がシンボリックな何かに変身する。それが変身だと分かるためには、変身していない自分が存在していなければいけません。そうでないと、せっかく変身したことの意味が分からなくなってしまいます。なぜなら、私が本当に変えたいのは自分を取り巻く世界のほうで、それが簡単には変えられないから、自分のほうを変えるからです。私たちは変身していない自分と世界の関係に比べて、変身した自分と世界の関係がどんなふうに変わったかを認識します。

このことを哲学者のサルトルは、私たちがよく知っているイソップ寓話の「酸っぱい葡萄」の話を引き合いに出して、以下のように説明します[24]。葡萄が取れない世界は、キツネに怒りや失望を体験させます。これは感情（情動反応）です。この反応を通じて、キツネは葡萄に「酸っぱい」という、本当かどうか分からない性質を「付与」します。本当にその葡萄が酸っぱいのかどうかは分かりませんね。けれども、このことによってキツネは「葡萄が酸っぱいような世界」、すなわち「情動によって変形した世界」を生きるようになるのです。こうして、キツネと世界の関係が「結び直される」というわけです。

情動が世界の見方を変えることを、サルトルは「魔術的な変更」と呼びました。情動は、単に状況に対する受動的な反応ではありません。サルトルは、「恐怖、歓喜、悲しみ、すなわち情緒は、意識の内部での変化ではなく、恐怖を与えるもの、悲しませるもの、喜ばしいものとして世界をとらえる人間のあり方であり、世界をそのようなものに変形する魔術的作用である。想像力も同様であって、これは現実的存在の知覚とは逆に、非現実的世界をよび起こす意識の力である[25]」と言っています。

生きづらさや孤独を抱えた私は、不安や悲しみにかられます。なぜなら、その世界は私の持っている認知の枠組みでは了解できないことばかりだから。私は何とかしてそれを了解したいと思います。その手段が変身なのです。変身した私は、これまでとは違う認知の枠組みで世界を見ます。その見方が正しいか正しくないかは問題ではありません。なぜなら「正しい」見方とは、誰か私ではない人の認知の枠組みにほかならず、統計的に多数であるか、これまでの多くの先人の認知の枠組みと整合しているかどうかといったことで、せいぜい暫定的に「正しい」とされているものにすぎないからです。

しかしその次には、この新しい認知の枠組みが固定されたものになってしまう、という問題が生まれます。だからアディクションが問題になるわけです。ここのところを、アディクションの対象に何か魔力みたいなものがあるからだと考えている人もいるようですが、私はそうは思いません。「こんなときに」「こんなことをやったら」「うまくいった」という体験は、当然のように私たちのアタマの中に刻みこまれるからです。これが、アディクションが「とらわれた状態である」と言われるゆえんです。

とらわれた変身願望は、やがて「情念」（パッション）になります。情念と情動（エモーション）は似ていますが、情動は行動（モーション）を起こす力で、危険を避けたり、心地良いものに近づいたりする対処を可能にします。一方、パッションはもともと、キリストの受難を表す言葉であり、ラテン語の patior（苦しむ）が語源です。私たちにはどうすることもできない、自分自身の内側から生まれた何者かであるにもかかわらず、圧倒的な力で私たちを支配します。それゆえに、デカルトは情念の中でも「驚き」を、根源的な別格として扱いました。「驚きの過度は、それを正さないでおくと習慣になる[26]」と見抜いたのです。

フランスの高校の哲学教科書では、情念を、「暴君的・排他的となった感情」であり、「唯一の対象に対する精神活動の集中」「他のあらゆるものに対する無関心を裏に意味する」と考えています。この哲学教科書には、情念の病的な一形態として、窃盗症（クレプトマニア）のことが出てきます。クレプトマニアにおける盗みの情念は、「無意識的な欲求不満と結びついているかのように見える」と言い、家族がばらばらになった若い男の心理をこのように推測してみせます。

「母親の愛情を失ったことに悩み、万年筆や時計を盗んでやまないのだ。これらの物は彼にとって、失われた母親の愛という何にもまして貴重なものを漠然とではあるが象徴しているのである。そして、彼がいつも不満で、盗み続けるというのも、それは彼の盗品が、彼が本当に求めているものを与えてくれないからである[27]」。

「本当に求めているものは与えてくれない」。それが変身願望の宿命なのではないでしょうか。

Column 4　ビート・ジェネレーションとドラッグ

詩人のジャック・ケルアック(1922-1969)やアレン・ギンズバーグ(1926-1997)、小説家のウィリアム・バロウズ(1914-997)に代表されるグループが、ビート・ジェネレーションです。なぜ「ビート」と言うのかはよく分かりませんが、もともとはアフリカ系アメリカ人の間で「退屈」とか「疲れ果てた」(beat down)を意味していた「ビート」に、ケルアックが「beatific」(至福の)というニュアンスを持たせ、さらに音楽の「調子を合わせて」(on the beat)を付け加えて、この言葉を使い始めたと言われています。

ビート・ジェネレーションは一九五〇～六〇年代のアメリカ文学に大きな力がありましたが、その後音楽や絵画にも発展していきました。その定義をきわめて辞書的に言えば、「抑圧的社会や保守的な価値観に反逆し人間性の解放を求める運動に共鳴・参加した人々、またその世代に属する人」[28]となります。しかし、彼らはこのように権威づけられた定義も拒否したことでしょう。

なぜこんな世代が生まれたかと言えば、彼らが過去を振り返ったときに見えたのが、「ファシズム、ナチズム、コミュニズム・・・アウシュヴィッツ、ヒロシマ・・・狂気と破壊と裏切りと暴力と殺戮と不毛」だったからです。その時代と当時の現在との連続性を考えたら、とうてい明るい未来が保証されるとは言えない。[29]だから過去を断ち切ったところから新しいウェーブを起こすほかはないのだ、そういう主張が見えてくるようです。この中からやがて反体制的なカウンター・カルチャーや、体制に背を向けるヒッピー・ムーブメントが芽生えます。そうなると、大人が「いけない」と言うドラッグを試してみる気持ちも起こるでしょう。

ただし、「真正の」ビート世代はドラッグに否定的でした。バロウズはこう書いています。「ジャンキーはたいていみんな似ている。かれらは知りたがらない・・・アヘン吸引者はアヘンを吸うこと以外は何も知りたがらない・・・ヘロイン常用者も同じことだ・・・注射器の針だけしかほしくない・・・」[30]。オリジナルのビート世代は、社会に反抗するけれども自分の自我は堅牢でした。ところがヒッピー世代になると、自我も解体させるべき「体制」であると考えたのです。「自我」という概念そのものが他者によって作られたものだから。

　そこで精神に変容をもたらす化学物質との親和性が出てきます。だから、その化学物質は、覚醒剤のように仕事の能率向の幻想を抱かせるようなものではダメです。鎮痛薬のように現実の苦痛を緩和するものでもダメ。意識を変容させ、幻覚体験を味わわせるものです。非西洋の伝統文化を示唆するようなものなら、なお良いわけです。

　こうして、ある時期「精神展開薬」と称された化学物質の使用が始まりました。カンナビノイド、LSD-25、メスカリンなどがその代表です。これらは動物実験で調べた強化効果は強烈ではありません。だから「依存形成能が弱い」などと言われることがありますが、それは間違いです。動物は知覚の変容を好みません。さらに、こういうものを使って意識を変容させたら自分がもっと素晴らしいものになるという期待こそ、人間が抱いている悲しい幻想というべきものです。

　ヒッピー世代は音楽、美術、映画などに大きな影響を与えました。アップルの創業者スティーブ・ジョブズもヒッピー世代です。ビートルズもローリング・ストーンズもみんなそうでした。しかし、彼らが叫んだ「ラブ&ピース」は、ロック・フェスティバルに強硬な警備が必要になってくると絵空事になり、音楽やアートは商業化し、そのムーブメントが下火になるのと並行して、「サイケデリックな精神変容」も過去のものになってしまいました。それでも「化学物質で自分を変える」ことへの期待は根強く残っています。この気持ちとどう闘うか、それはビート世代が私たちに課した大きな宿題と言えるでしょう。

第6章

「自分を壊したい」願望

第1節　アディクションと自己破壊

▼「自分を壊したい」気持ち▲

前の章では「自分ではない何ものかになりたい」心理について考えました。この気持ちは、成長の欲求と紙一重というか、根のところはとても似ていると考えることができます。

しかし、アディクションを、成長の一つの亜型だと考えることはできません。アディクションの問題は、生活の主人公が自分ではなく、ドラッグやギャンブルやゲームになってしまうということです。すなわち生活が「とらわれる」のです。自分はどこかに埋もれてしまいます。

単に「とらわれる」だけではありません。それだったら、芸術家の人生も科学者の人生も似たようなものです。アディクションの対象には有害な効果があるから問題なのです。体の健康がそこなわれる、借金を抱えて生活が破綻する、人に嘘をつく、学校や職場に居づらくなる、人間関係が失われていく・・・こういったことです。私らはこういう弊害をさんざん警告してきました。だからもう、そういう有害効果のことを「知らなかった」とは言わせません。

いや、決して皆さんを脅しているわけではありません。問題は、啓発が行き届いてないことではないのです。「こんなことにハマったらいかん」ということは、今日では皆さんよくご存知です。それでもやる。それでもやる人はやるのです。なぜなのか？　危ないと知りつつ、悪いと知りつつ、化学物質をカラダに取り込む、賭け金を重ねていく・・・。そこが問題なのです。ここには「自分は壊れてもいい」という心が働いているのではないでしょうか。この章では、その心について考えてみようと思います。

「一人になって、楽しみも何もないし、（酒を）飲んではいけないとわかっていながら、死んでもかまわないと思いつつ、ヤケで飲んでいた。酒を飲んでいるときは、頭が狂っていたと思う」

「入退院を5回繰り返し、『これはもう死なないと治らん』と気づいたけど、死ねなかった。これから死ににいこう、首くくりにでも行こうかと思ったとき、子どもに電話したら、泣きながら『死なんといてくれ』と訴えられた」

「3カ月ぐらいはもうムチャクチャでしたね。お金を持って遊んで帰ってきた。おちる所までおちてるということはわかっとっても何もできん。あの時、死んどって当たり前です」

これらは、アルコール依存から回復された方々の思い出です[1]。

ドラッグにおぼれたことのある方も、似たようなことを言っています。

「もう生きていても仕方ないから、どうせなら薬をパーッと使って死んじゃおうと思って、めちゃくちゃな使い方をしました。でも、いくら死のうと思っても、『その前にもう一回だけやろう』と考えちゃうのが薬物依存者なんですよね[2]」

ギャンブルにおぼれたことのある方もこんなふうに語っています。

「結局、大学はギリギリのところで卒業したが、借金は150万ぐらいに膨れあがっていた。その後、私立高校の非常勤講師と、学習塾でアルバイトをするが、パチンコだけでは満足ができなくなり、競馬や非合法のゲーム喫茶のポーカーゲームにも手を出した・・・

それでも、『いつでもやめられる』という思いや、『本来の自分は犯罪者でもないし、ギャンブルに狂うような人間ではない』という考えは揺るぎがなかった。ボタンを掛け違えたぐらいの感覚でしかなかったから、ギャンブルにハマった原因を周囲や社会に転嫁した。さらには、こんな社会だから真面目に働くのは馬鹿だ、好きなギャンブルを好きなだけやって死ねれば本望だと思うようになっていった[3]」

▼自傷行為とアディクション▲

「死ねば本望だ」という気持ち。これは、「自分を傷つけよう」という思いと似たところがあるのではないでしょうか。

エドワード・カンツィアンが提唱した薬物使用の「自己治療仮説」のことを、先にご紹介しました。その仮説は、ヘロインとコカインのように、薬理作用がまったく異なるものを自ら選んで使い、その「とりこ」になっていく理由は、自分に足らないものを化学物質で補おうとするからである、つまりは、熱が出たときに解熱剤を使うのと基本は似ている、こう考えるものでした。

ところが、「自己治療仮説」の大事なところは、「治療効果」をどんなものだと考えているかということです。「落ち込んだ人間が元気になった」というような、単純な話ではありません。カンツィアンの言う自己治療とは、「自分には理解できない不快感を、自分がよく理解している薬物による不快感へと置き換える」ことなのです。ドラッグがもたらす感覚を、「不快感」と考えているところにご注目ください。「そうすることによって、コントロールできない苦悩をコントロールできる苦悩へと変えている」のです。これが大事なのです[4]。

リストカットのような自傷行為には、アディクションと似たところがあると言います。自傷行為は前章で考えたように、自分の身体感覚を変えて、自分と世界とのかかわりを変えることの一種と思われるわけですが、そこには「こころの痛みを身体の痛みに置き換えている。こころの痛みは意味不明で怖いけれど、身体の痛みならば『あ、ここに傷があるから痛くて当然だ』って納得できるんです[4]」という心理がはたらいてい

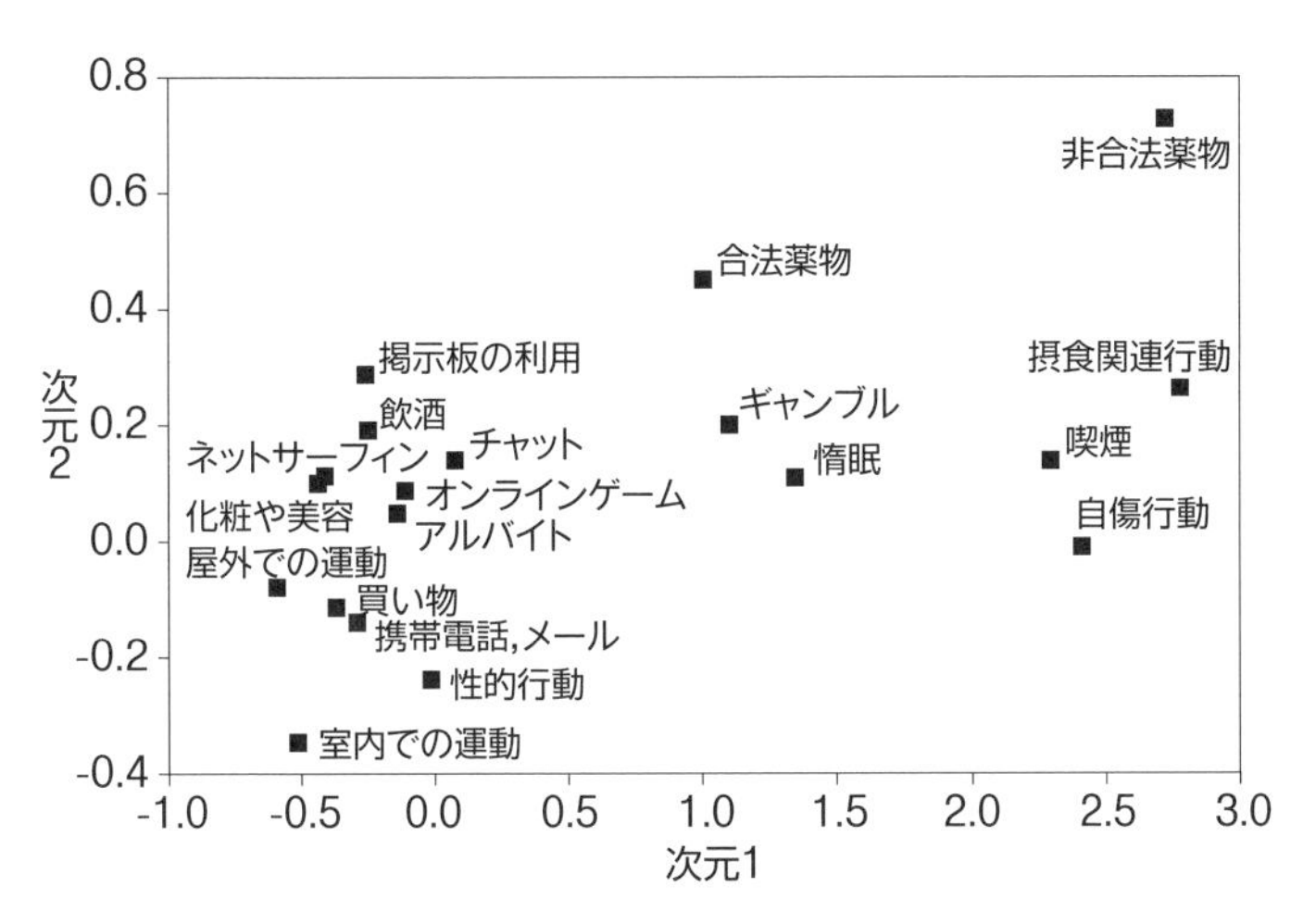

図 6-1　自傷行為と嗜癖の近さ（木戸・嶋崎，2006）

ます。

カンツィアンが述べるドラッグ使用の心理と似ています。どちらのケースも、「はっきり見える形の苦痛」が欲しいわけです。

それでは、自傷行為とアディクションは似ているのでしょうか。実は、アルコールや薬物の乱用を「故意に自分の健康を害する症候群」として、自傷と同じカテゴリーに入れて考える立場も有力です。ただ、まだそこまで「同類」と考えるのが定説というわけでもなさそうです。自傷と一口に言われる行為には、さまざまなものがあります。リストカットが代表的なものでしょうが、その他にも、たばこの火を肌に押し付ける「根性焼き」、自分のカラダにピアスの穴をあける「ピアッシング」など、いろいろあります。クルマやバイクの乱暴な運転も、自傷の一種という人もいます。

大学生が自傷行為をどのように見ているかを調べてみると、図6-1[5]のように、非合法な薬物の使用とは遠いところにあると見ています。わりと近いと思っているのは「たばこ（喫煙）」です。そうして「食べすぎ（摂食関連行動）」が近いところにあります。自傷行為は違法ではない、アディクションに近い、と感じられているようですが、飲酒やオンラインゲームに近いとは思われていません。[5]それでは、若い人たちが自傷行為に向かう心は、どんな心なのでしょうか。

中学生・高校生の当事者十四名のブログ総数二十五万六〇〇〇字（四〇〇字詰め換算で約六四〇枚）を詳細に分析した、すさまじい研究があります。[6]それを見ると、学校の先生に「受け入れられた」と感じるか、「見放された」と感じるかで、その後が大きく違います。当然ながら、見放され、自分の気持ちを無視されたと感じたときに、自傷行為に向かって踏み出します。それは自分の心を「閉ざした」状態なのですが、実は、そのときにはほんの少し期待もしています。そこでもまた突き放されて、ついには誰にも頼ることができないと感じたときに、自傷もエスカレートするようです。ただし、忘れてはならないのは、そんなときでも葛藤があることです。若者たちは「先生の言葉に素直になれなかった」「切ったことで罪悪感を抱いた」「迷惑をかけて申し訳ない」と、後悔しているのです。

もう少し対象を絞って、少年鑑別所にいる若者にたずねてみると、自傷行為の動機としては感情の発散、情緒的な鎮静などが言われる一方で、自傷行為の結果として何を期待しているかというと、「他人の気持ちを動かすこと」「注目と愛情を獲得すること」といったように、「他者のコントロール」とでも言うべき効果なのです。[7]つまり自傷は、基本的に一人でこっそりやりますが、どこかで他者の目を意識しています。

「ゲーム障害」と診断された中学三年生は、小さなときからお父さんとお母さんの喧嘩が絶えず、ご両親は本人が小学校にあがる前に離婚してしまいました。お母さんは毎日忙しく働いていました。小学生の本人は一人で留守番していました。そして中学一年になったとき、お母さんが再婚しました。ところが、自分は継父にはなじめません。塾の自習室で時間をつぶし、遅く帰宅していました。継父はそれを叱ります。お母さんはわが子をかばいます。父母は毎日口論でした。その口論を避けて、次第に自分の部屋にこもるようになりました。そこで、小さなときに取り上げられたまま、ほこりをかぶってきたゲーム機を「発見」したのでした[8]。

この子はその後、ゲームが高じて「故意に自分の健康を損なう」段階まで進んでしまったので、このゲームは自傷のようなものだったかもしれません。そして、やはりこの「自傷」は、お母さんとお父さんの何かをコントロールすることを期待したものでした。逃れようのない両親のいさかいから来る「漠然とした不快感」、それを夜中でも休日でもひたすらゲームに没頭し続け「はっきりと感じられる不快感」で置き換えたようです。

第2節　自分を「壊したい」願望

▼完全主義▲

カンツィアンの自己治療仮説は、自傷とアディクションの近さについて教えてくれます。けれども、この仮説が語っているのは、基本的には短期的な心理についてなのです。つまりその原点は、コカインを求める心とモルヒネを求める心の違いでした。「何か自分に不足しているものを補う」ために、こうしたドラッグを使うのは、それぞれの薬理作用が識別できる間の話です。「長期的には薬物の有害効果や合併症によって、そんな望みもダメになってしまう」とカンツィアンは書いています[9]。

薬物依存が進行していく過程は、脳の中で「ドーパミン」とかいうものが「ドバドバ」出てきて、その快感に酔いしれて、その気持ち良さが忘れられなくなってしまうから、などという説明があったのは昔の話。今から四十年も前です。四十年前というと、日清戦争に従軍した兵隊さんに、ペリーが浦賀に来た頃を思い出してくださいと言うようなものです。たいへんな大昔です。

「快感」が勝負球なのは最初の間だけです。その後は、ドラッグでハイになった気分が離脱で落ち込み、不快感が主役になります。後悔や孤独感、悲しみや怒り、こうした「負の情動」に過敏な状態が続きます。「だからもう一回」となるのですが、それは「以前はこれで何とかなった」という、かつての経験を思い出しての必死の抵抗です。ところが最初から負けが分かっています。そうなると、ここにはもっと積極的に「自分を壊す」衝動というか、動機がはたらいているのではないかと思えるのです。

その心理をもう少し掘り下げてみます。

なぜこういう心境になるのでしょうか。そこには、「自分が『このような姿の人でありたい』と願ったのに、そうはなれなかった」という気持ちがあるのではないでしょうか。この気持ちのことを考えると、これに近いものは「完全主義的な傾向を持ったパーソナリティ」ということで、心理学の枠組みに乗ってきます。「完全でなければ意味がない」「完全でなければ失敗だ」。このように考える傾向が「完全主義」です。当然ながら、完全な目標達成が実現することはめったにありません。だから、完全主義は抑うつ、不安、自殺念慮などに結びつきやすい特性と考えられています。

ですが、完全主義の傾向は誰もが少しは持っています。完全主義には「高い目標を掲げる」という良い面

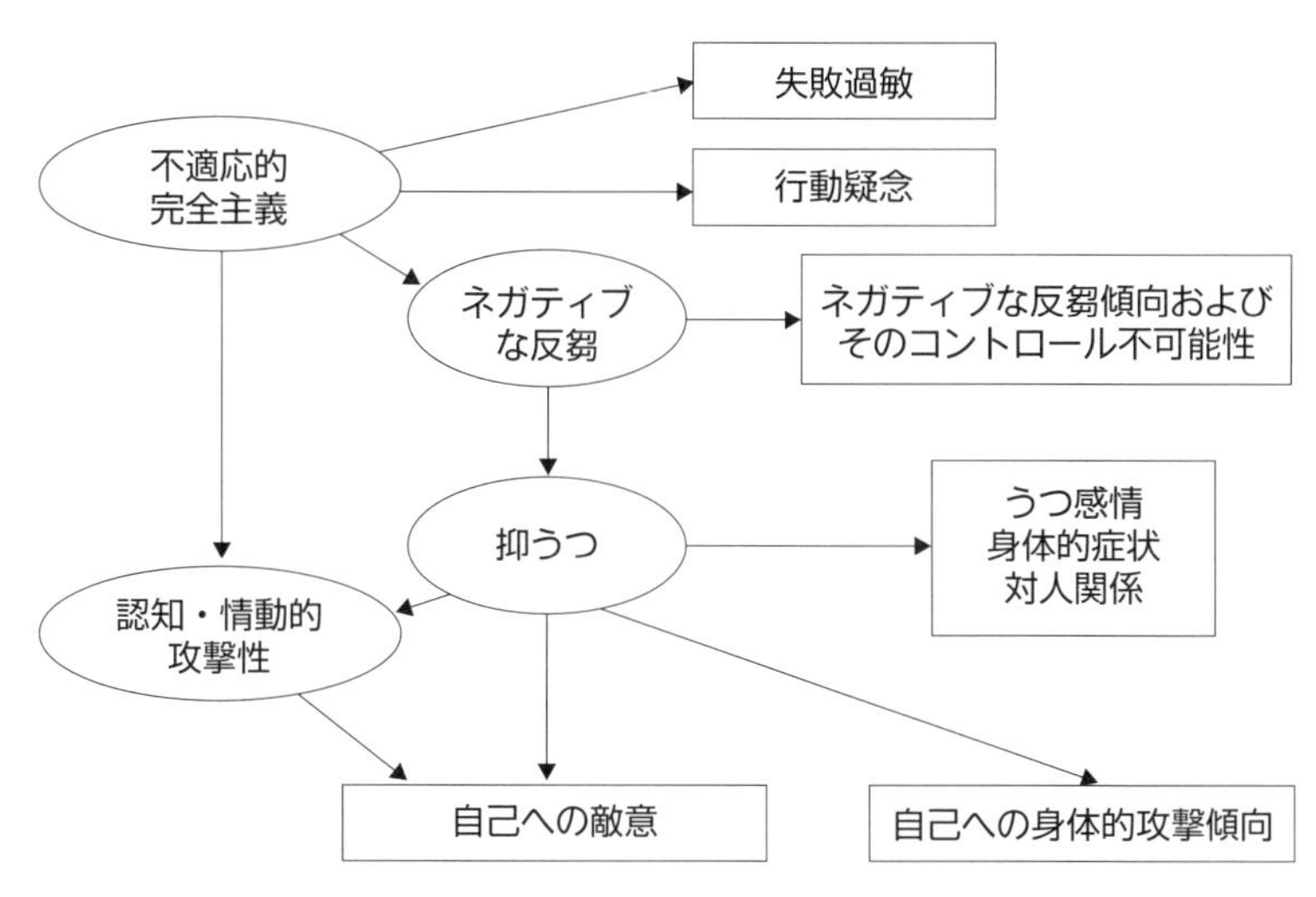

図 6-2　不適応的な完全主義から自己への攻撃へ（斎藤ら，2008 を著者一部改変）

もあります。けれども、失敗を極度に気にする傾向（失敗過敏）や、自分の行動になんとはなしに「これで良いのか」と疑いを持ってしまう傾向（行動疑念）にもつながります。こちらが強いと、「不適応的な完全主義」などと呼ばれることがあります。

この「不適応的な完全主義」が「故意に自分の健康を損なう行為」、すなわち「自己への身体的攻撃傾向」につながる可能性があるわけです。いったい、どういうルートを通って完全主義が自己への攻撃につながるのか、大学生四四四名を対象にそれを分析した研究によると、図6-2のようなルートが考えられます[10]。なおこの図6-2は、原図そのものではなく私が編集しました。原図には重回帰分析の結果の数値が出ていますが、それは省略しました。

これはなかなか複雑な図ではありますが、不適応的な完全主義から「ネガティブな反すう」と呼ばれる性質へのルートがあります。「ネガティブな反すう」とは、自分にとって否定的・嫌悪的なことを長い間繰り返して考えることです。この考えが抑うつにつながります。抑うつが「自己への敵意」につながります。「私は自分が気に入らない」とか、「私は自分が嫌いだ」「私はささいなことで自分にいらいらする」「私は自分がいなくなったほうが良いと思う」といった思いが、自己への敵意です。その気持ちが、「私はかっとなって自分を叩きたくなることがある」「私は自分を苦しめたいと思うことがある」といった、「自己への身体的攻撃傾向」に進みます。この最終段が、自傷行為ばかりではなく、やみくもなドラッグの使用や深酒につながる可能性が考えられます。

▼欲求不満と攻撃▲

ここまでの話を、もっと原理に立ち返って考えてみたいと思います。原理に立ち返るということは、個別の事例からは遠ざかる可能性が大きいですが、人の心を了解するためには、それも必要なステップではないだろうかと考えるからです。

まず、たとえばの話ですが、「こんなオヤジやオフクロのもとで暮らすのはイヤだ」という気持ちがあったとします。これは「欲求不満」の状態です。このとき、自分がどんな欲求を持っているから不満なのか、という問題がありますが、自分が「こうでありたい」と願っている状態からはほど遠い、と考えておきます。

欲求不満が攻撃行動を招くことは、とてもよく知られています。日常生活でよくある話をすると、たとえば、飲み物の自動販売機におカネを入れてボタンを押したのに、缶ジュースが出てこない。こんなときに自動販売機をドンドンと叩いてみる。叩いたって出てくる可能性は小さいが、私もついやってしまいます。しかし、もう少し詳しく考えてみると、私たちの欲求不満は、常に攻撃行動につながるわけではありません。

自分に欲求不満を起こした原因は何なのか、それをどんなふうに思っているかによって変わります。

欲求不満の原因が、天災や事故ではなく相手の行動だった場合、私たちが攻撃的な行動をとる傾向が強くなるのは、「相手が故意である」「自分を攻撃しようという意図が感じられる」「自分には責められるべき原因が見当たらない」「自分がなんでこんな目に遭うのかについての情報が不足している」、こういう場合です[11]。すなわち、問題は自分ではない、相手である。親や兄弟姉妹である。学校の教師やクラスメイトである。こう思うときに、欲求不満から攻撃行動への道が開けてしまいます。

▼転位行動▲

それでは、私たちはこんな場合に、なぜ相手をぶん殴らず、かえって自分を傷つけるような行動に向かうのでしょうか。しかも、そのときの具体的な行動が、むちゃ飲み、ドラッグ、リストカット、一文無しになるかもしれないギャンブル・・・と、多種多様なのはなぜなのでしょうか。

ここで一つ考えられるのが、動物行動学で言われる「転位行動」という考えです。転位行動とは、欲求が阻止される緊張状態が高まってきたときに突然、何の関係もない別の行動が起こる、という現象です。たとえば、二羽のニワトリが対面したとします。ニワトリという動物は社会的な順位が決まっている動物なので、こういうときはお互いに闘いをして優劣を決めるのですが、それが簡単に決まらない状況だったとします。二羽の間の緊張が高まる・・そのとき突然、一羽が地面の餌をついばむ行動を始めることがあります。餌はそこにないにもかかわらずです。こういうのを「転位行動」と呼びます。人間の場合だと、たとえば戦場の極度の緊張状態の中で突然眠ってしまう、という話が知られています。

転位行動には、①もともと起こるべき行動（たとえば闘争）よりも力のいらない行動である、②何に向かっている行動なのかが分からない（実際にはない餌をついばむ）、③その行動が、本来ならば（餌が本当にあったときには）持っているはずの欲求不満の解消効果と、ある程度の関係がある、④どんな刺激がその行動を起こすのかが決まっていない（餌はなくても地面にちょっとした砂粒があったのかもしれませんが、砂粒ではなく草の芽だったかもしれず、いろいろです）、といった特徴があります。[12]

転位行動は、アディクションとかなり重なるように思います。すなわち、はけ口を求めて高まったやり場のない「心の力」のようなものが、手近な突破口を見つけてあふれ出す、という考えです。転位行動がどうして起こるのか、なぜ欲求不満の解消効果を持つのかといったことは、いろいろに研究されていますが、まだ「定説」と言えるものはありません。転位行動とアディクションの関係は詳しく研究されてはいませんが、「むちゃ食い」が一種の転位行動ではないか、という考えはあります。[13] 完全主義的な傾向に由来する欲求不満が高まると、そのエネルギーが何か別のものに向けられる、そういうことがありそうに思えます。

▼自己愛▲

このように考えてもまだ、なぜ攻撃の対象が自分自身に向かい、自分の健康をおびやかし、自分の存在そのものも危うくするほどに自分を追い込むのか、その心理は解き尽くせません。

ここで、感情心理学に軸足を移し、「怒り」の感情について考えてみようと思います。攻撃行動と怒りは同じではありません。ことに動物の行動をベースに攻撃行動を考えた場合、怒りらしい情動とはほぼ無関係です。しかも人間の攻撃行動は、動物のように一瞬の反応にエネルギーを注ぎ、短いエピソードで終結するようなものではありません。SNSでの誹謗中傷や学校、職場などでのハラスメントが問題になっているように、執拗に何度でも続き、その表現も複雑で、いつ終わるとも知れません。

一方、人間が怒りを抱いたときの行動も複雑で、すぐに攻撃行動に直結するわけではありません。人格の傾向として「怒り」の下地を持っていても、相手の悪意を知覚する、被害感を抱く、驚くといった数々の反応を介して、「仕方がない」（合理化）、「なぜなんだ?・」（原因究明）、「モノへの転嫁」（八つ当たり）など、さまざまな着地点に向かいます[14]。

これらの着地点の中で、「攻撃行動」に到達する鍵になる概念が「自己愛」です。自己愛というとナルシストのことかと思い、なんかイヤな言葉だなあと思ってしまうのですが、本来は成熟した人格には不可欠のものです。周りから認められたい、自分の言いたいことをはっきり言いたい、自分には能力がある、といった欲求や信念がその構成要素で、自分と周囲との緊張を和らげたり、関係を調節したりするのに役立ちます。

ところが、まだこういった機能が未成熟かもしれない中学生を対象にして行われた研究によると、自己愛の傾向が強いと、「他人から侮辱された」と敏感に感じてしまうことによる怒りや、「ひどいことをされた」と強く思うようになる肥大化といった心を媒介にして、攻撃行動に行きつく可能性が高くなります[15]。

そこで、「あまりよろしくない自己愛」というものもあるのではないかという考えが生まれます。それを質問紙でスクリーニングしてみようという試みもあります[16]。それによると、「ほかの人が私のことを好きになってくれなければ、私は自分のことを良く感じることができない」「他人が私の期待に応えてくれないときは、自分が望んだことを恥ずかしく思う」「私は自分を犠牲にして他人に『なんて良い人だろう』と思ってもらおうとする」といった項目の得点の高い人は、自殺したがる傾向が強いそうです。

なぜ、自己愛ゆえに自己破壊の願望が生まれるのでしょうか。私には決定的な答えは分かりません。けれども、この問題を考えるときいつもある作曲家の言葉がアタマに浮かんでくるので、それを引いておきます。

「作曲家は自分の書いたある旋律が気にいらないとき、ただちにそれを消し去ってしまうだろう。書いた音を消し去るということは、とりも直さずふたたび静寂に戻ることであり、その行為は、もとの静寂のほうがより美しいことを、みずから認めた結果にほかならない[17]」

このままで存在している自分よりも、存在していない自分のほうが美しい。その心理が、自己破壊の衝動に向かうのかもしれません。

第3節 自分という存在の不確かさ

▼「自分について考える」ということ▲

自分を傷つける行為は、「私とは何だろう」という疑問から生まれてくる、という考えがあります。哲学者の中村雄二郎さんは、「幼いときに私たちが自分の軀を一番はじめにどういうかたちで意識しただろうかとふりかえってみると、手足などの痛みをとおしてであったといえるだろう[18]」と書いています。

私たちは普段、自分自身の体を意識しません。体は全体として調子良く、自然に動いているように思います。だから私たちの意識は、自分以外の世界に向かいます。他人の言葉、会社の待遇、隣国の経済状況・・・。けれども、身体はそういう意識の基礎です。自分の体が基礎になっているから、私たちの意識は外に向かうことができます。中村さんの言葉を借りれば、「私がそれを主体として生き、活動する身体は、働きにおいて世界に向かって、とくに他者との関係のうちに開かれる」。だから「活動する主体としての身体とは、皮膚によって閉ざされた生理的な身体ではなく、その境界を越えた範囲の拡がりをもっている」のです[18]。

ここからは私の想像ですが、私が手首に切り傷を入れる、そのナイフは私の一部である、私を前後不覚になるまで酔わせるアルコールも私の一部である、とは言えないでしょうか。自分を壊すおそれのあるものは、外からやってきて私を攻撃するのではなく、私が自分自身の中に取り込んでしまったものだ、と言ってはいけないでしょうか。

なんでそんなふうに考えるかというと、自分が「不確か」だという感覚があるからです。私があなたのことを考えるときは、「私はあなたではない」ということが前提です。また、私が「この酒はおいしいかな？」と考えるときには、私は酒ではありません。当たり前の話です。つまり、「何かについて考える」というときには、「私はその『何か』ではありません」という意味を含んでいるわけです。

しかし、自分自身について考えるときは、どうなのでしょう。そのとき私は自分自身についての考えを発する放送局でもあるし、その考えを受け取る視聴者でもあります。この二つがバラけたままでよいものでしょうか。もともと、なんで私が自分自身について考え始めたかというと、「自分とは何ものだろうか」というような疑問があったはずです。それを「バラけています、おわり」では満足できないでしょう。したがって、自分自身について考えるということは、「私とはこんなものだ」という、なにか首尾一貫した彫像のようなものを作りたいという欲求の表れ、というか欲求そのものと言ってよいわけです。[19]

では、この欲求は、はたして満たされるのでしょうか。

▼「自由の刑」▲

私は、立ち止まって考える一方で、リアルタイムで行動しています。これから会社に行かなければならないし、友人と食事をする約束をしているので、それに遅れないように会社を出なければなりません。私はこういうイベントに、約束どおりに行動するにせよサボるにせよ、それなりの意味を与えています。なぜそうしたイベントに参加しなければいけないかということにも、それなりに「こういう背景があって」という理屈を持っています。

さて、ここでイベントに意味を与えたり、その背景の理屈を考えたりした自分は、行動する自分そのものでしょうか。それは違いますね。行動していたのは操り人形のような自分。意味や理屈を考えていたのは人形使いであった自分です。しかし、その意味や理屈は、誰が考えたのですか？　私自身ですか？　そうではありませんね。なぜ会社に行かなければいけないのか、なぜ友人との義理を果たさなくてはいけないのか、その根拠は、私自身から出たものではありません。このことを、哲学者のサルトルはこんなふうに言います。

「われわれは逃げ口上もなく孤独である。そのことを私は、人間は自由の刑に処せられていると表現したい。刑に処せられているというのは、人間は自分自身をつくったのではないからであり、しかも一面においては自由であるのは、ひとたび世界の中に投げ出されたからには、人間は自分のなすこと一切について責任があるからである[20]」

私は、こうした「自由の刑の感覚」を鋭く感じる人が、この世にいるのだろうと思います。その人たちは「自分とは何か」を突き詰めるために、あえて自分を破壊寸前まで追い詰めることがあるのではないでしょうか。

自己愛のことを、自我心理学のハインツ・コフート（1913-1981）はこのように考えています。まずもって、自己愛の原型として、自己対象（たいていは母）の賞賛や承認によって生じる「誇大自己」と、自己対象（両親のうちの少なくともどちらか）が提供してくれる「理想化された親イメージ」が重要です。やがて、前者は野心や向上心に、後者は価値規範や理想に結実し、この両極をつなぐ才能・技能を加えた三要素からなる「中核自己」が形成されます。これが成熟した自己愛であり、これは緊張緩和と自己評価を調節する機能を持ち、健康と生産性の源泉とされています[21]。

「健康で成熟した人格」を持つのは良いことです。この考えが、近代の発達心理学を呪縛のように包んできました。しかし、それは時間と空間を超越した普遍的な価値なのでしょうか。たとえば、青年期には「自傷行為や死に至らない自殺企図は、自己を傷つけることによって他者の行動を変容させようとする策略として機能する」という見解があります。「策略」という言葉は好きではありませんが。また、無謀な運転、飲酒、薬物使用といった、いわゆる「リスクテイキング行動」は、特に青年期には異性に対するアピールになる、とりわけ男性では「短期的配偶戦略[*1]として機能する」といった見解もあります。そうして結局のところ、良い配偶者を得ることによって「自己の生存・繁殖にとってプラスになりうる」といった見解もあるのです[22]。

アディクションは良くない状態であり、ある診断基準に照らせば病態です。当事者になった方々は悩んでいるし、周囲の人々も苦しんでいます。けれども、その状態に至るまでの道筋が私たちにまったく分からないかというと、そうではありません。そこには、「こうなるのは当然だな」と思える事情があります。私は人間の行動を、単純に「良い」と「悪い」に分類しようとは思いません。ここまでの話の中には、「こんな人はこうなりやすい」「別の人はそうではない」というデータや見解も出てきましたが、それもまた、「良い人」と「悪い人」がいるという意味で紹介したのではありません。人の行動の違いは個性です。

一人の人間の中には、さまざまな葛藤があります。自由律の俳句で知られる種田山頭火は、山口県防府の大地主の家に生まれました。しかし、母の自殺、実家の破産、弟の自殺といったさまざまなトラウマを経験し、大酒飲みになってしまいました。熊本で市電の前に飛び出して急停車させたり、山口県の温泉街で五日間にわたって酒を飲み続け、無銭遊興で警察署に留置されたりしたこともあります。朝から飲み、何度も禁酒しようと思いつつ、できませんでした[23]（Column 5 参照）。

＊1　人間が性関係を結ぶパートナーを選ぶとき、複数の相手と短期的な関係を結ぶスタイルと、一人の相手と長期的な関係を結ぶスタイルがある。前者が短期的配偶戦略である。危険な行為は長期的には生存の可能性を下げるが、短期的にはいわゆる「冒険心」のように生存環境の拡大に資する場合もあると考えられる。

Column 5　病跡学が教えるアディクション

　精神医学には、「傑出した事績を残した人」を研究する、「病跡学」という分野があります。なぜこういうことを研究するのかは、「均衡状態にあって自ら足りているものは精神的に健全であると称することができる。しかし心情の静謐、無事快適は、むかしから決して偉大な行為への拍車とはならなかった[24]」という、クレッチマーの言葉によく言い表されています。

　アディクションもその例外ではありません。

　モーリス・ユトリロは、お針子をしていた母親が十六歳のときの子で、父親はよく分かりません。モーリスは祖母に預けられ、祖母は「水より安い」という理由で、ワインを毎日飲ませて育てたそうです[25]。

　モーリスは、「モンマルトル界隈をうろつき、喧嘩し、物を壊す、札付きの不良少年だった。画家となった彼の絵筆から生み出された建物、窓、扉はことごとく（母親のように）彼を拒否する冷たい壁であり、仕切りであった。『白』はその拒否を象徴する色である（中略）彼の風景画の異様な静けさを見よ。また、凍りついたその視線、独特の低いアングルは、母親に見捨てられて、その場に立ちつくした幼児の視点であり、アングルである[26]」という見解もあります。

　私たちは、傑出した人物が遺した作品を鑑賞し、作品と対峙します。その生涯を知り、その人物と対峙します。病跡学の研究としては、その対峙の妥当性が問題になるでしょうが、普通の人間としては、そのとき私たちの中に呼び起こされた何かと、「今の自分、これまでの自分」が呼び交わす声に耳を傾けます。そうすると、先人たちは「アディクションである自分」を冷静に見ていたことにも気づきます。

けれども、その山頭火は、厳しい自戒の心も持っていたのです。最晩年、一九四〇年の日記、『一草庵日記』にはこんな一節があります。

八月五日
早起、私は自から省みて考へる、——私は節度ある生活をうち建てなければならない、ワガママを捨てて規律正しく生きなければならない、私はあまりに気随気儘だつた、私の生活にはムラがありすぎた、省みて疚しくない生活、俯仰天地に恥ぢない生活、アトクサレのない生活——さういふ生活にこそほんたうの安心立命がある。

自己破壊の願望は葛藤の中にあります。その葛藤は、何か良いきっかけがあれば、破壊のほうには向かないでしょう。しかし残念ながら、破壊に向かう場合もあります。それでもそこには悩みがあって、悩みに打ち砕かれる自分があって、それでもなおかつ、はじめの頃とは別の意味で、「ここから抜け出そうとする」自分がいます。私たちは、その人々を見放すことはしない。なぜなら、私とあなたは同じ種に属する動物であって、あなたが生きやすい世の中は、私にとっても生きやすいはずだからです。

次の章からは、この「抜け出す」ことについて考えます。

第7章

「その人々」と共に生きる

第1節　支援が目指すもの

▼新　生▲

これからの三つの章では、アディクションの対象、すなわちお酒やドラッグやパチンコなどに「とらわれた生活」から、「そうでない生活」に足を踏み出す道筋について考えようと思います。

しかし、そう思ったとたんに、その「足を踏み出す」ことを何と呼ぶかという問題に突き当たります。「治療」という言葉が一般的なのでしょうが、これはあくまでも医学的にものを見た場合の言葉です。治療の前提として診断があります。もう少し詳しく考えると、ある人が病気であるとか怪我をしているとかいう意味は、その人の特定の性質を表す値が、統計的な標準からズレているということです。たとえば、私は拡張期の血圧が90mmHg以上あったから高血圧症だったのです。治療とはそれを正常値範囲に落とし込むことです。今は降圧剤のおかげで77mmHgぐらいですから、いちおう正常です。

「アディクションの治療」と言うからには、酒はどれだけ飲んだら正常、覚醒剤はどれだけ吸ったら正常、パチンコは何万円使ったら正常、ネトゲは何時間やったら正常、という範囲を示す必要があります。たぶん、その統計表を作る努力は行われているのだと思いますが、それはどんな人を対象にするかによって変わり、また、時代によっても変わるでしょう。それを詳しく考えるのは本書の範囲を超えるので、その草むらに分け入ることはやめておきます。

ただ心理学には、医学的な治療とは別の考えがあると考えておきます。それを「回復」（リカバリー）と言う場合もあります。「回復の支援」のほうが、治療よりは通りが良さそうです。しかし、「回復」とは「もとに復する」ことです。「もとに復する」というからには、その「もと」が現在よりも良い状態でなければなりません。

生きづらさ、孤独、傷ついた自尊感情、変身への願い、自分を壊したい気持ちを抱えて生きてきた人々が、アディクションに足を踏み入れる前の、その「もと」は良いところだったのでしょうか。「もと」が地獄だったから、ここに来たのではありませんか？　その人々に対して、「もとに戻りましょう」という言葉に説得力がありますか？

そういうわけで私は、「回復」も軽々しく使いたくなく、仕方がないから何か言葉をつけろと言われたら、「新生」と言うことにしています。

▼生物・心理・社会▲

新生へのアウトラインを描くにあたって、まず医学の考えをざっと眺めておきます。

医学には、「技」（テクネー）と「知」（エピステーメー）という二つの顔があります。これらは常に手を取り合って進んできたわけではありません。ここでは西洋の医学に限って考えますが、「知」（エピステーメー）のほうはルネサンス期以後、解剖学の発展や血液循環の発見など大きな業績が相次ぎ、啓蒙時代、近代と順調な発展を遂げてきました。

けれども、「技」（テクネー）のほうはそれほど順調に進歩したわけではありません。何をすれば病気や怪我が治療できるのか、これは経験則を発展させるほかありませんでした。一例を挙げると、十九世紀の半ばに至っても、「悪い血を捨てる治療」すなわち「瀉血」というものが盛んに行われていました。これは「膿を出す」という古来の治療法にヒントを得たらしいです。一八六五年にフランスの大生理学者クロード・ベルナール（1813-1878）が『実験医学序説』を公刊してから、実験的な生理学の「知」の上に、「技」を組み立てる動きが盛んになってきました。これは今でも続いています。私の高血圧治療などはそれです。

けれども、精神医学の場合、この考えが成り立つでしょうか。

もちろん、成り立つと思って頑張っている方々はたくさんいます。けれども、「心」のあり方が生理学的に解明されない以上、「バイオメディカル」な「知」のみに寄りかかった精神医療には、限界があると考えても不思議ではありません。だから、「人間のあり方」を考えるときには「生物・心理・社会」という三つの側面から考えよう、という主張が起こりました。一九七七年にジョージ・エンジェルという内科医・精神科医が提唱したものです[1]。

アディクションからの新生を考えるときにもこの「生物・心理・社会」のモデルは有効で、私もよく使います。けれども、ここに一つ問題があると思われるのは、これら三者がどんな介入や対策に結びつくかを考えたときに、方向がバラバラだ、ということです。すなわち、生物学的な介入には、薬物療法や、近頃盛んに研究されている脳の刺激法などがあります。心理的に考えたら、個別のカウンセリングや集団カウンセリング、家族療法などが代表的なものです。社会的に考えたら、社会復帰のための機会の確保や、教育・訓練があるでしょう。これらが一人の人間に集中するとしたら、私はまるで「一時間目理科、二時間目国語、三時間目社会」の忙しい勉強をさせられているみたいです。

もちろん、総合的な力を発揮することは大事です。しかしながら、まだ「生物」のほうは発展途上であり、心理のなかにはいろいろな流派があって、人によって当たり外れがあり、社会のほうは一人で頑張ってもどうにも動かしようのない現実があります。したがって、近頃は精神医学の側にも、「生物・心理・社会」のモデルを超えるフレームワークを考えようという動きが起こっています[2]。けれども私の見るところ、その新しいフレームワークはまだできあがってはいません。私としては、新しいモデルを模索しつつ、本書では心理に焦点を当てるつもりです。

第2節　行動・たましい・エビデンス

▼やめる・減らす▲

歴史的には行動嗜癖の前に物質依存の時代が長く続きましたから、まず物質依存をモデルに考えましょう。物質依存の医学的な治療を考えたときに、最も一般的で古くからあった方法は「解毒」でした。解毒とは、化学物質の影響を体から抜くことです。つまり物質の摂取をやめること。それも一時的にではなくやめ続けることです。「やめる」のバリエーションとして、実害のない程度にまで減らす、ということもあります。

ともかく、体は化学物質の影響を受けてあちこちに故障を起こしているし、その体の中には脳も入りますから精神状態もよろしくない。現在では、解毒は究極の目標ではなく最初のステップだと考えられていますが、まず体と心を休める意味からも、解毒の重要性が減ったとは思われません。化学物質以外の対象へのアディクションもそうでしょう。当事者は疲れていますから、まずその疲れから解放されないと、次のステップに進むことはできません。

「やめる、減らす」ということは当然、行動の変容が目的ですから、ここで使われるテクニックはオペラント条件づけです。オペラント条件づけの詳しいことは繰り返しませんが、日常場面の行動変容に役立てようとした場合、考えておくべき原則は表7‐1のようなものです。

現状ではどんな行動がどれくらいの頻度で生起しているのか、それらをどのくらいの頻度に持っていきた

表 7-1　オペラント条件づけの原則

目標の行動をしっかり定義する
行動観察法を確立する
ベースラインを測定する
スモールステップの原則
即時強化の原則
正の強化を主体に
学習者の自己ペースで

いのか、まずそこを把握します。次に、現状と目標の間を細かいステップで刻みます。条件づけはあくまでも当事者のペースで進め、目標に近づいたらただちに称賛します。アディクションの場合は行動の頻度を下げることが目標ですが、ここで叱ったり、罰を与えたりすることは得策ではなく、問題の行動と両立しない別の行動の頻度を増やす工夫を考えるべきです。

現在、臨床の現場では認知行動療法のほうが主流ですが、その根底はオペラント条件づけです。レスポンデント条件づけの考え方も入っていますが、主にアディクションの再発に関連した説明原理として入っており、積極的に行動変容に応用することはこれからの課題です。認知行動療法を学ぶ方は、まずスキナーの言っていることをしっかり学ぶ必要があるでしょう。

▼「たましい」への働きかけ▲

特定の行動の頻度を変えることが目的であると言うと、いかにもその人の内的な世界を無視しているように思われるでしょう。これは行動主義に対する批判として、昔からあります。オペラント条件づけはテクニックなので、どんな行動を増やすのが良いか、はたまた減らすのが良いかは、問題にしません。そこのところを考えるのは、そのテクニックを使う人の良心に委ねられるのです。だから神にも悪魔にもなり得ます。そうすると、当事者が抱えてきた「生きづらさ」や孤独感はどうなるのでしょう。ここに手当をして、いわばあなたの「たましい」を救うことを考えなくても良いということがあるでしょうか。

私はそうは思っていません。安心できる居場所を提供してあげること、羽の傷ついた鳥がゆっくりと体を休めるように、あなたの心を休ませてあげること、休息の先に待っているはずの何か素晴らしい経験を予告して、そちらに誘ってあげること、こういうことはとても大事です。

けれどもそれはとても難しいことです。言葉は美しいが、あなたの現実をどのようにすれば、「たましい」を救ってあげたことになるのでしょうか。だから、こういうことを軽々に心理臨床の人に言ってほしくないのです。目標にするのは良いけれども、端的に言ってあなたの「臨床力」や「人間力」は、ユングをしのぐほどですか?

唐突にユングを引き合いに出したのは、こんなエピソードがあるからです。一九三〇年代のある日、アルコール依存に悩む男性がユングのもとを訪ねました。この方は、キリスト教の福音主義運動のグループで活動した経験があり、一度は断酒に成功したのです。しかし宗教的な熱狂が次第に冷めてくると、再びお酒を飲むようになってしまいました。彼は福音主義のグループに勧められて、ユングを訪ねてきました。ところが、ユングは彼に、「キリストが彼を回復させると信じているなら、二回目もそうすべきであろう。キリストができなければ、わたしのほうがうまくやるとでも思っているのか」と言って、結局は治療の申し出を断ったらしいです[3]。

アディクションという状態は、何かの対象にのめり込むことによって、「生きづらさ」や「自己破壊願望」にある種の救済を得ている状態です。しかし、何らかの理由によって「そこに居てはいけない」と思うから、私たちは「そこから抜け出して、こちらへおいでなさい」とお誘いするわけです。

そのためには、客観的な意味でも、当事者の方々がハマっている世界よりも、「こちら」のほうが確かに良い世界である、と言ってあげなければならないし、かりそめの救済をなぜ捨てなければならないかを説明してあげなければなりません。こちらに来ていただくとあなたの何の救済になるのかを、確信していなければなりません。しかも、臨床家たるあなたの言葉は、「スーパーバイザーからこのように教わりました」というような軽々な、かりそめのものであってはならず、ユングさえもサジを投げたような、「ストレイ・シープ（迷える子羊）」を救うという大事業に取り掛かっている決死の覚悟を、伝えるものでなくてはいけません。なにしろ相手は、「アディクション」という生き方のプロなのですから・・・。

▼アセスメント▲

ここからは、「新生の伴走者」がやっていることを考えます。その第一は、相手を知ることです。心理の立場は医療の立場とは違うというお話をしましたが、それは「診断」、すなわちある基準に照らして病的かそうでないかの判断をしないということであり、目の前でお相手をしている方を「知る」努力は、心理でも大事です。この仕事は心理のほうでは「アセスメント」と呼んでいます。

今から二十年ぐらい前、私が心理学を教えていた時代の話ですが、心理臨床のアセスメントと言えばその代表格が心理テストで、臨床心理士を目指す大学院生さんたちは心理テストのことをあまり良く思っていませんでした。テストがメインの仕事になった人々を「テスター」と言うようですが、医療機関で働くとなると、テストが主な仕事というイメージがあったのでしょう。「単なるテスターになるのはイヤだなあ」という声をよく聞きました。やはり、院生さんたちが目指したのは、クライアントとダイナミックなやり取りができる「セラピスト」だったようです。

ところが、ここに興味深い話があって、アメリカではセラピストよりもテスターのほうが格が上らしいのです。ご承知のようにアメリカは州によって制度がだいぶ違いますから、あくまで私が聞いた範囲の話ですが、その州ではセラピストになるためには「ドクター・オブ・サイコロジー」という専門職の博士号を持っていれば良いそうです。しかし、テスターになるためには、「ドクター・オブ・フィロソフィ」いわゆるPh.D、すなわち「ほんものの」というと語弊がありますが、れっきとした博士号が必要なのです。

両者を分けるのは、研究能力を要求するかどうかです。この意味を考えると、セラピストはクライアントと一対一の良好な関係を築けば仕事が始められます。それに対してテスターが収集したデータは、医師をはじめ看護師、福祉士、作業療法士などあらゆる職種の人たちに共有されます。それはまた、統計的な基礎データともなり、政策決定にも使われます。いろいろに利用され尽くされるので、頑健なものでなければならないのです。

「あなたを知る」アセスメントとは、統計的な分布の中に、「あなた」を位置づける仕事です。もちろん、その分布は一次元ではなく多次元です。だから、多次元空間の中にその人を位置づけるわけです。そのための道具が各種の検査や尺度です。

尺度の基本的な考え方はすでによくご存知とは思いますが、もう一度確認しておきましょう。図7-1にその基本を示しました。[4] 私は、あなた（S）がどういう状態（S1）にあるのかを知りたいのですが、それを直接知ることはできません。そこで質問（Q）をします。その質問の答え（R）がCになれば、あなたの状

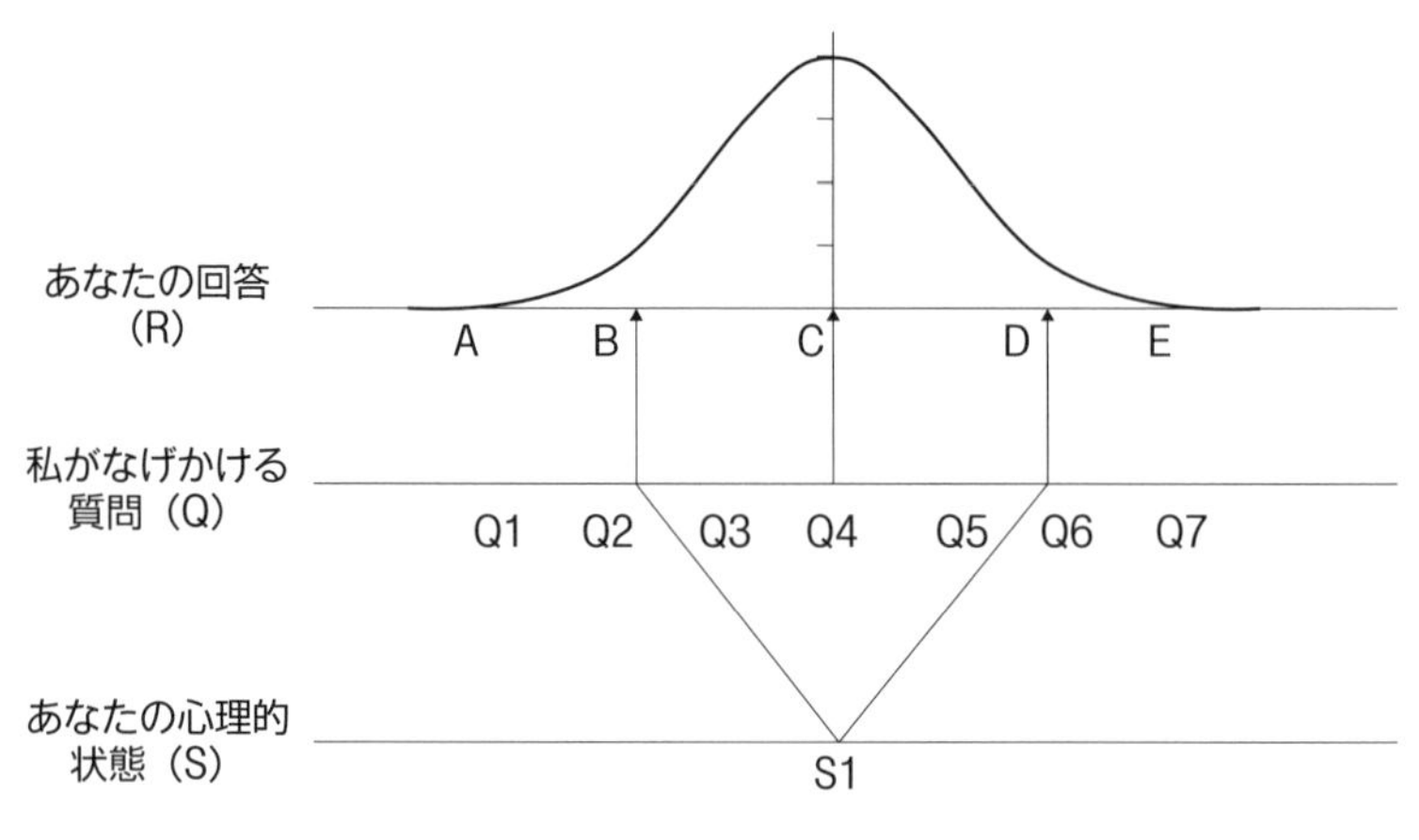

図 7-1　測りたいものとカテゴリーの関係（田中，1961）

態のど真ん中を答えてもらったと言えるわけですが、そういうことはあまりなく、統計的に分布します（A～E）。ここで、私たちが実際に手にするのは、A～Eまでの回答のうちのどれかです。それを手がかりにしてSのあり方を推測するわけです。

臨床評価尺度というものは、すべてこういう性質を持っています。使う側には「回答から状態を推測する」感覚と技術が必要です。

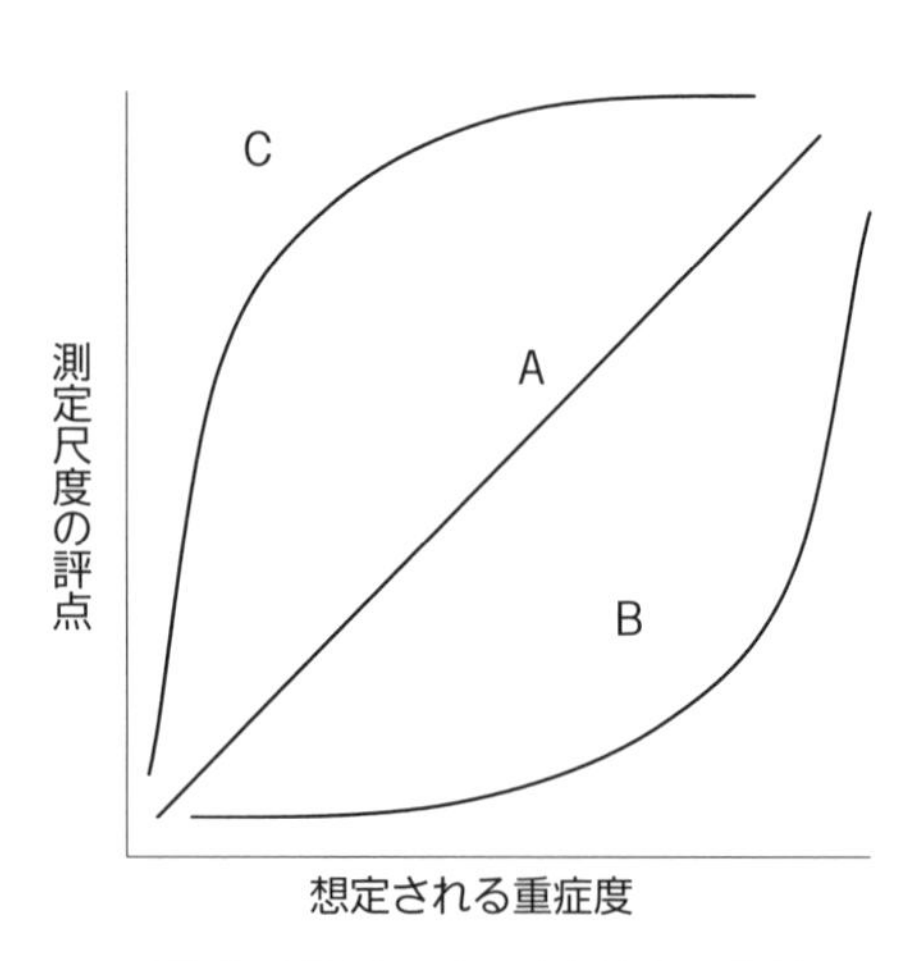

図 7-2　測りたいものと測定値の関係

また、ある尺度の評点が、たとえば〇～二〇点までの値を取るとしますと、その値は「心のあり方」とどんな関係になっているのかを考える必要もあります。図7‐2のAのような直線関係になっている場合は、素直に評点を信じていれば良いでしょう。しかしBのようになっていたら、その前半では、「心」にかなりの変化があっても評点上の変化はわずかです。またCのようになっていると、その前半では「心」にはあまり変化がありませんが、評点はドラスティックに変わります（Column 6参照）

あなたが使っている尺度には、どんな性質がありますか。図のAかBかCか？　先行研究の文献をしっかりチェックしていれば分かることでしょう。同僚との議論も大事かもしれません。実際にそれが分かって、日常臨床で問題なく尺度が使えたとしても、「実際に測っているもの」と「本当に測りたいもの」との間にギャップがあることは、意識しておく必要があります。

▼トリートメントとエビデンス▲

アディクションへの心理的なトリートメントの基本的な設計は、たぶん一九七〇年代の薬物依存治療から大きくは変わっていないと思われます。家族の心をケアすること。当事者に対しては、まず新生への意欲を導き出して育てること。自分に隠された力を掘り起こして、アディクションの対象に頼らなくても何か成し遂げる成功の体験を味わってもらうこと。少しずつ集団の中で役割を見つけて、他者との信頼・互助関係を築く練習をしてもらうこと。さまざまなバリエーションがあっても、このあたりが基本でしょう。

その流れの中で、ある方法は広く行われるようになり、別の方法は間口を狭めていきました。この違いは

Column 6　測りたいもの、測っているもの

この両者の関係が気になりはじめたのは、動物実験の経験からです。動物実験には、動物があることに従事している時間をデータにするものが多くあります。たとえば、麻薬や覚醒剤を特定の環境（黒い壁の部屋など）で経験させると、その後は薬物を与えられていないときでも、その環境に身を置いている時間が長くなります。この時間の延長をもって、動物が薬物体験を「好む」と感じていたはずだと推測するわけですが、時間の伸び具合と「好み」の間にはたして直線的な関係があるのか、つまり長ければ長いほど好きの程度が強いはずだと言えるのだろうか、こんなことがいつも気になっていました。

心理学や精神医学にはたくさんの尺度があります。たとえば、抑うつ状態だとベックの抑うつ尺度やハミルトンのうつ病評価尺度、不安だったら状態 - 特性不安検査（SRAI）などがよく知られています。アディクションの領域でも、アルコールだったら飲酒習慣スクリーニングテスト（AUDIT）、ギャンブルだったらサウス・オークス・ギャンブリング・スクリーン（SOGS）などが有名です。これらはたいていカットオフポイントを決めて、それ以上なら警戒領域、もっと上なら病的な領域と判断するわけですが、そのポイントの設定は統計的なものなので、調査対象の集団によって変わります。

私たちはカットオフポイントを鵜呑みにするだけでなく、尺度そのも

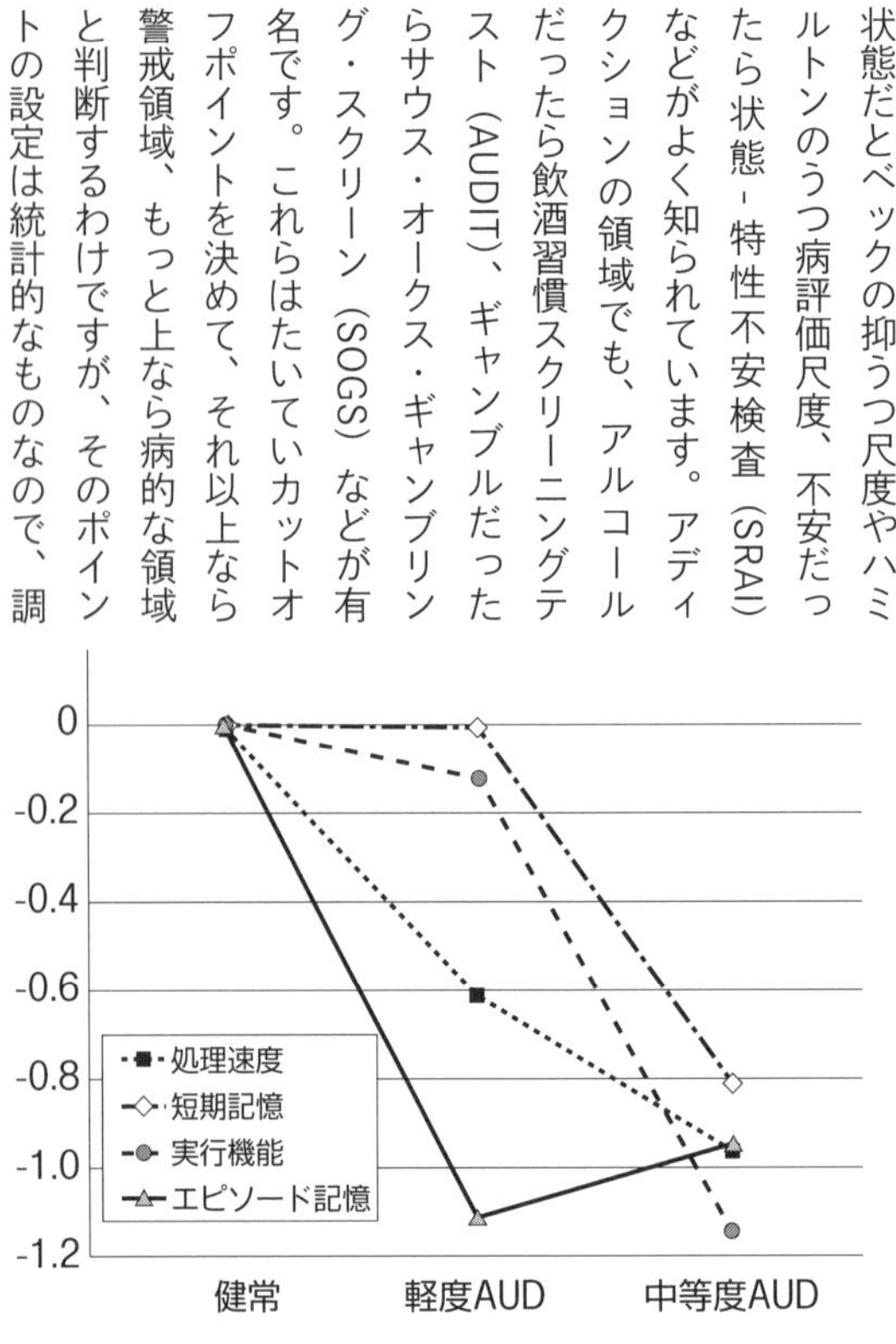

のの特徴も知らなければならないと思います。そこで図7-2のようなものを描いたわけですが、この横軸にある「想定される重症度」の本当の姿は知りようがないのです。

けれども、二組のデータがこんな具合になっている例はけっこう見ます。たとえば右図は、アルコール使用障害の重症度と認知機能の関係を調べたものです[5]。素点はいろいろな値を取りますので、認知機能のほうは標準正規分布のz-得点に変換してあります。これを見ると、認知的な処理速度は健常、軽度、中等度とほぼ直線的に下がりますが、エピソード記憶は健常と軽度の落差が大きく、短期記憶と実行機能は軽度と中等度の落差が大きいです。

これを逆に考えて、認知機能からAUDの重症度を推測しようとすると、エピソード記憶だけでも短期記憶だけでも不十分と読めるわけです。それぞれの特徴を持った尺度をいくつか組み合わせるべきなのですが、何と何を組み合わせたら良いのか、その検討も必要です。

完璧な尺度というものは存在しません。それぞれに特徴があります。たとえば、先に挙げたSOGSの質問の多くは、「ある」「ない」の二件法ですが、これを「ほとんどない」や「結構ある」などを含めた五件法に変えただけで、今のところ問題は顕在化していませんが、ギャンブル・アディクションに移行する可能性のある「グレイゾーン」の人数が、大幅に増えます[6]。したがって、尺度を使う目的が、「本当に困っている人たち」を救うためか、「このままでは困ったことになる人たち」に予防的な介入をするためなのかによって、使うべき尺度が異なるわけです。

文献を読むときにも、こういうところに気をつけて読みましょう。大切なのはストーリーではなく方法と結果ですから、数値を綿密に読んで、場合によっては文献の数値から独自に図を描いたりして「何が分かることを調べていたのか」を考えましょう。自分でデータを集めるときにも、「この尺度にはどういう性質があるのだろう」と考えることが大事だと思います。

何によるかというと、トリートメントの効果に関する「エビデンス」が蓄積されてきたかどうかです。たとえば、精神分析的な精神療法は、考え方はとても魅力的でしたが、現場では下火になっていきました。もちろん、病跡学では重要な地位を占めています。医学の世界では一般に「エビデンスに基づいた医学」という考えが盛んになりました。というよりも、治療効果が実証されてない「治療法」なんか怖くて使えない、というのが実感でしょう。

そうかと思うと早くも、とりわけ精神医学や心理臨床では、「エビデンスを越えて」という思想も出てきています。なぜかというと、所詮エビデンスは統計学的な証拠のことだからです。最も厳格にエビデンスが要求されるのは医薬品の場合だと思いますが、医薬品の治験では、集団を相手にして、ある薬物が別の薬物よりも優れているかどうかを統計学の力を借りて判定します。したがって、統計的な「網の目」からこぼれ落ちる人が必ずいます。しかも、数値化できない「フィーリング」や「イメージ」は無視されます。心理学的には、「底が浅い」という印象を持たれる要因の一つにもなります。

では、現場にとってエビデンスとは何だと考えれば良いのでしょうか。私はその役割は、暗い夜道を照らす前照灯のようなものだと思います。なにしろ、当事者は不安を抱えてあなたの門を叩きます。「何をされるんだろう」「叱られるんじゃないだろうか」「この先生の言うことを聞いて、大丈夫なんだろうか」ドキドキとビクビクでいっぱいです。まずこの不安を理解しましょう。

そこで、「あなたに合うかどうかわかりませんが、とりあえずは研究の結果、これが良いと証明されている方法で、取り組みましょう」と言います。そうするとその暗闇が、少なくともある程度の先までは、前照灯で照らされます。

いずれはその方法の限界が見えてくるかもしれません。それはそれで良いのです。第一歩をエビデンス・ベースで踏み出していたら、なにしろ文献も多いから、どのあたりからうまく行かなくなってきたかが分かります。そうしたらやり直せば良いのです。

医療や心理のセラピストは、客商売をしていながら、自分の治療実績を公表しません。それで客を呼ぶのは、商売の世界で生きている人間からすると、あり得ない話です。せめて、「この方法は一〇〇人中七十人に有効と思われ、別の方法の有効性は一〇〇人中五十五人でした。誤差範囲を考えても、良い方法だと思われますから、これを試しましょう」と言うのは、最低ラインのユーザーサービス、当事者への説明責任を果たすことだと考えてみましょう。

第3節　新生のモデル

▼「回心」のモデル▲

人がどういう筋道をたどってアディクションの世界から抜け出し、新しい生き方を手にするか、その筋道を考えるときに、いくつかの類型があるように思います。この節ではそのことを考えてみます。

まず、医学の知と技が整う前、はるか昔から「アディクションは良くない」と思われていました。それは道徳的な堕落である、飲酒や喫煙は悪癖である、こういう考えです。

話は今から百年以上前にさかのぼります。信頼できる仏典をチベットに求めて、明治三十（1897）年から三十六（1903）年にかけて、たいへんな冒険の旅をした河口慧海（1866–1945）という高僧がいました。この人は出発前に餞別をくれようという人々に対して「まあ大酒家には酒を飲まぬことを餞別にしてくれ、また煙草をのんで脳病を起すような先生には禁煙を餞別にして下さいと言って頼みました。そういう事を餞別にしてくれた人が四十名ばかりありました。その時から今日まで堅くその餞別を持って居られる人もありました居られぬ人もあるようですが、とにかくこれらの餞別は確かに私にとっては善い餞別でございました[7]」と回想しています。

日本の禁酒運動は、多くの場合、宗教と結びついて始まりました。江戸時代以来のキリスト教禁止が解かれたのが明治六（1873）年、はやくもその二年後、横浜海岸教会の設立と同時に、「横浜禁酒会」が設立されています。クラーク博士で有名な札幌農学校でも、明治九（1876）年に農学校の一期生とクラークの間で、「イエスを信じる者の契約」と「禁酒禁煙の誓約書」が交わされました。

仏教の側でも明治十九（1886）年、真宗本願寺派が京都に僧侶と一般学生が共に学べる「普通教校」を設立したときに、「禁酒進徳」を掲げた「反省会」が設立されました。禁酒禁煙運動は、賭け事の禁止も目指したようです。しかしその目的が、明治中期以降には「帝国公民の元気を強め、日本帝国の独立を謀り、富国の基を開く」と国家主義的なものに変化します[8]。

大正を経て昭和になると、禁酒運動は宗教を越えて職域に拡大します。たとえば戦前の福岡県の炭坑には、日鉄二瀬禁酒連盟、三井三池禁酒会、住友忠隈禁酒会など三十以上の大規模な禁酒会が設立され、昭和九（1934）年には、日本国民禁酒同盟第十五回大会が福岡市で開催されました。この運動の目的も、「護国の産業の為にご奉公」することでした[9]。

「今までの自分は良くなかった」「これからは生まれ変わろう」。これが、昔から禁酒禁煙運動を支えてきた心の持ち方です。しかもそれは、宗教への帰依や国家に尽くす忠誠心と近縁のものでした。これを「回心」のモデルと呼びましょう。新約聖書、マタイによる福音書の第四章十七節に言う「悔い改めよ、天国は近づいた」というイエスの言葉を思い出しますね。

ウィリアム・ジェームズによると、回心は危機によって、あるいは突如として、興奮の対象が移ろい、しかもその際に自己の動揺ないしは分裂が伴うような、感情的な焦点の変化のことです[10]。「興奮の対象が移ろい」というところが大切です。心的なエネルギーとしての興奮は、相変わらず続いています。

「回心」の典型は使途パウロですが、ローマ市民権を持つパウロは、もともとキリスト教徒を迫害していました。しかし、突然目が見えなくなった経験をきっかけに回心し、それからは使途として活動を開始します。その熱意は、冒涜的に聞こえたら申し訳ありませんが、ジェームズ的に言ってしまえば「迫害から伝道へ」興奮の対象が移ろっただけのことなのです[*1]。

「回心」に似た心理として、アルコール依存からの新生では、「底つき」という体験が重視されてきました。底つきとは、アルコールにとらわれて生活がうまくいかなかったことや、嘘をついて人間関係を断ち切ってきたことに気づき、自分の人生が思い描いていた道から外れていたことに気づき、そうした「自己洞察」によって断酒を続け、自己改善を図り、生き方を向上させる決意が生まれる地点とされています（図7-3）[11]。このとき、アルコール依存の方々の内的世界では、ジェームズ的な意味で有力から無力への転換、利己から

＊1　イエス亡き後にイエスの教えを広めた人たちが「使徒」であり、狭い範囲ではイエスの直接の弟子たち十二人である。しかし、パウロの回心と伝道、殉教によって使徒の範囲が拡がり、信者を精神的に導き、原始キリスト教の拡大と発展を担った[12]。

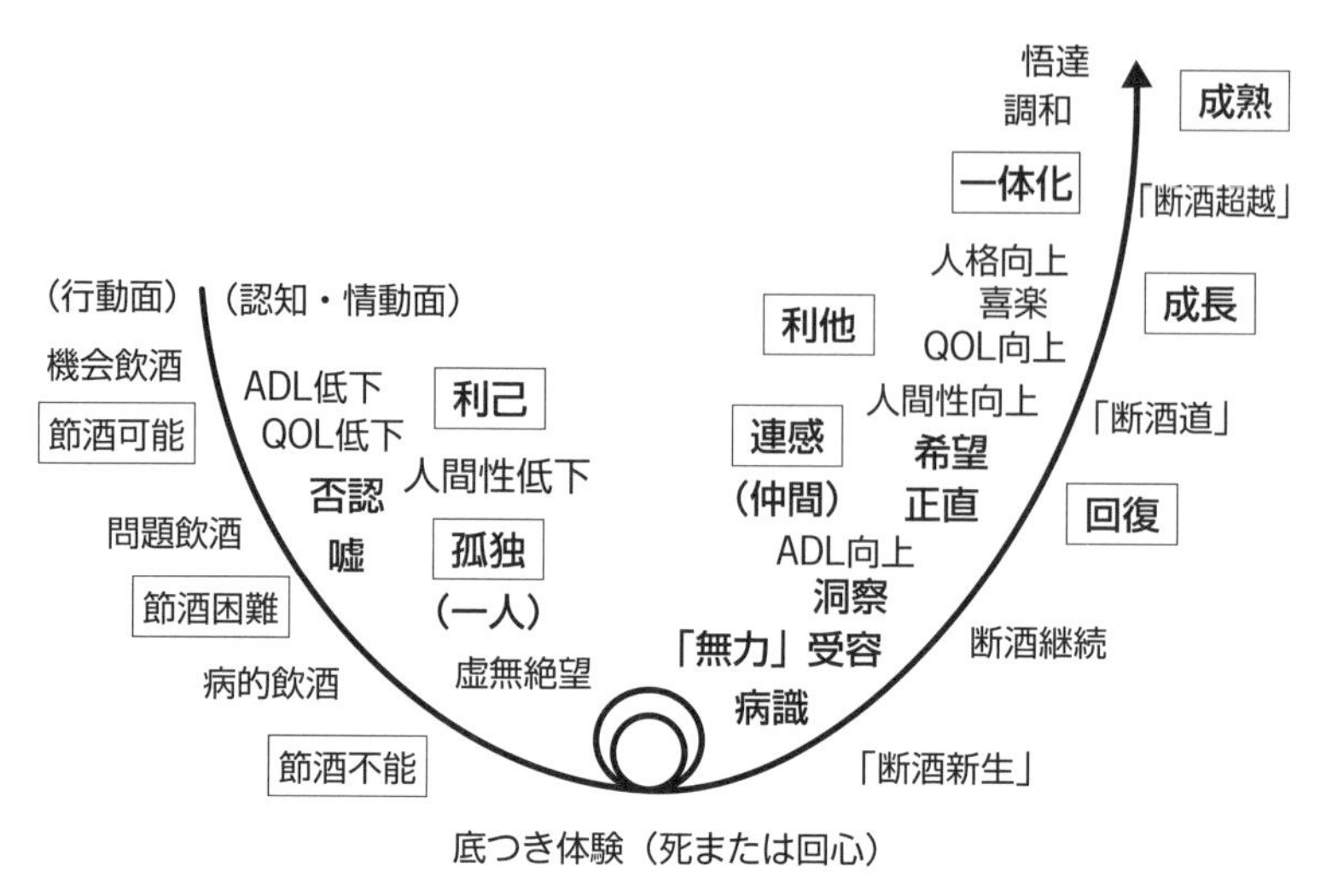

図 7-3 「底つき」（原口，2020）

利他への転換、孤独から連帯への転換が起こると考えられていました。[11] 以前は、「底つき」は必ず必要だと考えられていましたから、私が参加した一九八〇年代の学会では、アルコール依存の方々をいかにして早く「底つき」に導くか、どうすれば「底つき」を自覚してもらえるか、といった実践報告がありました。このように「底つき」は重要な意味を持っていたのですが、近頃では、底をつく前に早く介入したほうが良い、という主張のほうが有力になったように思います。[13]

また、オリジナルな意味に即して考えれば、「回心」が意味を持つチャンスは一生に一回だけなのです。[14]『歎異抄』に、「一向専修のひとにおいては、回心といふこと、ただひとたびあるべし」とあるとおりです。一生のうちに何回も回心することはできない、そうすると回心のモデルは再発が大きな問題となるアディクションにおいて、ある種の限界と考えられるのではないでしょうか。

▼「病気と治療」のモデル▲

二十世紀になると、回心のモデルは依然として有効であるものの、医学的な「病気と治療」のモデルが有力になってきます。「依存症」は精神科領域の疾患である、という考え方です。そのトレンドは今でも主流です。

アルコールの例を挙げると、「飲み過ぎは病気である」という認識が生まれたのは、二十世紀の半ばのアメリカです。エルヴィン・モートン・ジェリネック（1890-1963）が、「病気としてのアルコール症」（アルコーリズム）という考えを打ち立てました。このジェリネックという人は面白い人で、アメリカに生まれましたが学んだのはもっぱらドイツです。生物統計学や生理学、哲学、人類学、神学などを勉強しました。医師ではありませんでした。ジェリネックはアルコール症を、表7-2に示すように重篤度に応じて五つの段階に分けました[15]。

今となってはこういう考えは古いのかもしれませんが、ジェリネックは当時の最新の薬理学的知見、地域や民族の違いに関する文化人類学的視点、アメリカを中心としたその当時までの自助グループの活動、アディクションに対する諸家の態度などを総合的に吟味して、迫力のある議論を展開したのです。私はここで、ジェリネックが「疾病である」という考えを打ち立てるまでに、文化人類学や社会活動まで幅広く情報を集めたことに、ある種の感動を覚えます。「バイオメディカル」の視点だけではなかったのです。アディクションが「病気である」という考えは、道徳的な悪習もしくは堕落である、という考えよりは進歩したものでした。

ただし、アディクションの疾病論は、まだ未熟なところがあると私は思います。たとえば、私が歯茎が痛

表 7-2　ジェネリックによる 5 種類のアルコール症

タイプ	特　徴
アルファ	身体的・情緒的苦痛から逃れるためにアルコールの効果に純粋に心理的・持続的に頼る状態。
ベータ	大量飲酒によって多発性の末梢神経障害や胃炎、肝硬変などが生じているが精神依存、身体依存と言うべき状態ではない。
ガンマ	獲得性の組織耐性ができあがり、身体依存による強迫的欲求とコントロール喪失が生じる。
デルタ	ガンマに似ているがコントロール喪失にかわって禁酒不能が生じる。ただし摂取量を制限する能力は残る。
イプシロン	周期的にアルコール依存の状態となる。

（ジェネリック，1973）

くなって歯科医を受診したとしましょう。まず、「いつ頃からですか？」と聞かれるでしょう。これを聞かない診療科はないと思いますし、医師もいないと思います。ところが、アディクションは「いつ頃から」なのでしょうか。直近で、睡眠薬が手放せなくなったとき？　それとも睡眠薬を飲み始めたとき？　その前にそもそも睡眠薬が必要と思って医師の門を叩いたとき？　門を叩く前に眠れないつらさを感じ始めたとき？

こんなふうにさかのぼっていくと、「いつ頃からですか？」という質問に容易には答えられないことが分かります。

昭和から平成にかけての名医として知られる吉利和（やわら）先生は、疾病論には、①病因と発生病理、②病態生理と臨床像、③診断、④経過・予後の、四大内容があると言われます[16]。アディクションの場合、第一の病因・発生病理は何でしょうか。酒やたばこといった化学物質や、ゲーム、パチンコといった行為そのものでしょうか。それとも、そうした物質や行為が人と出会ったときに、人間の側に起こった生理的・心理的なインパクトでしょうか。それとも、「生きづらさ」が真の病因なら、それはアディクション以外の病気にも発展する可能性があったのでしょうか。

このことに関して吉利先生は、「病因論の発展はまことにめざましく、この立場から一つの独立した学問が出来上がるという意味で、自律性を得ることにもなり、次第に診療に結びつく面は二次的となるということが一方から起こるのもまた自然の経過」と言われています。学問として立派になればなるほど、現場の診療から離れてしまうのですね。

次に病態生理について考えると、「やめられない」という特徴が、アディクションの主な「徴候」と言えると思うのですが、私たちの組織や器官にどんな形態や機能の変化が起こったからこの徴候が出てくるのか、これも難しい問題です。吉利先生も、「最後のところについては、本当はわからないという点が多い[16]」と書かれています。内科でさえそうなのです。

三番目の「診断」には、疾病概念を与える操作としての診断と、病名をつける行為、すなわち一種の分類としての診断という二つの顔があり、「本質的に同一であるべきであるが、実際には両者の間に多少のずれがあるのが現状」だと言われます。ギャンブルのやり過ぎが、「衝動制御の障害」から「嗜癖性障害群」に移ったことはご存知と思います。このときは疾病概念が変わったのでしょうか、それとも分類が変わったのでしょうか、または同時に何かが変わったのでしょうか。

また、最後の経過と予後についてですが、吉利先生は「患者が最も知りたいのは、治療方法よりも予後の見通しである」とおっしゃいます。自分自身が病気になったときのことを考えてもそうですね。治療方法に科学的興味はありますが、「この痛みがいつまで続くのか」といったことを予言してもらいたいのです。「しかし残念ながら、疾病論の中でも、この分野の研究はもっともおくれており、今日わかっているのは、統計学的、疫学的事実のみである[16]」とも言われています。統計学的、疫学的事実以外に予後を予見できる方法があるのでしょうか。人工知能が発達してビッグデータが使えるようになったら、もっと正確な予後が見通せるでしょうか。これからの課題です。

今からおよそ半世紀前に内科について書かれたこれらの考察は、アディクションについては今日でも当てはまります。そういう意味では、「病気と治療のモデル」は今も発展・深化している最中なのでしょう。

▼「成長と生成」のモデル▲

依存症や嗜癖の治療には「これで完治、治療終結」ということがありません。ドラッグをやめる、ゲームをやめる、これは一回で達成できる目標ではなく、一度達成した後にも何度も「やりたい」衝動の波が来ます。それに打ち勝つこともできるが、負けることもあるでしょう。「負けることがあってもかまわない」と治療者たちは考えます。もう一回やめたらよいのです。何度でもそれを繰り返したらよい。こういう考えです。ですから、「治る」ことはなく、「治り続ける」ことが大事だというのです。

こういう考えを聞いていると、子どもの成長を見守る親に似ているな、と思います。子どもは、ありとあらゆる失敗をします。私もそうでした。私の子たちもそうでした。おそらく私の親もそうだったでしょう。でも、「それでいい」。なぜなら、失敗はもっと大きく育つための勉強だから。

それでは、どうすれば「大きく育つ」ことができるのでしょうか。アディクションからの新生を、「育つ」ことになぞらえたとき、そこにはいくつかの「物語」があって、自分がいつしかそのどれかの主人公になって、その役を演じるつもりで成長していったという研究というか、まとめみたいな報告があります[17]。この報告は当事者の「語り」を分類したもので、その「物語」は五種類でした。

第一の物語は、聖書にある「蕩児の帰宅」[*2]です。これは「回心」のモデルの変形です。アルコールを例にとると、飲みすぎ→孤立→底つき→解決の模索→自助グループへの参加→回復とまともな生活→感謝、という構造をしています。なぜこれが「蕩児の帰宅」かというと、解決を求めてグループにつながったときに、盛大に歓迎してもらえるからです。そこは、初めて行くところでいったい何をされるのだろうと、おっかなびっくりの人たちを、「おかえりなさい」と温かく迎えてくれる場所なのです。心理学で言う「図と地の反転」ですね。

第二の物語は「蝶の羽化」です。典型的なストーリーは、子どもである自分の感情や望みが無視される→何とかして他人を喜ばせようとする→（疲れて）アディクションに陥る→少しずつアディクションから解放される（繭から成虫が出てくるイメージ）→自分自身の発見、こういう感じです。

第三は、「何世代にもわたる呪いを打ち破る」。すさまじいですね。ストーリーは、私が育った家には暗い秘密があった。その秘密を知った私はいろいろな暗い感情にとらわれた、だが、それらを無視（抑圧）することを覚え、アディクションの糸に絡め取られてしまった。しかし、私はこうなったルーツがどこにあったのかに気づいた。そこで呪いの鎖を打ち破ったのだ、というものです。

＊2　新約聖書の『ルカによる福音書』にあるエピソード。裕福な父親のもとに二人の息子がおり、財産を等分に分与された。弟は遠国で遊蕩して財産を使い果たし、飢えに苦しむ身となって実家に帰った。父は彼に良い着物を着せて歓待し、祝宴を開いた。不公平をなじる兄に対して父は、「この子は死んでいたのに生き返り、いなくなっていたのに見つかったのだから、喜び祝うのは当たり前だ」と言う。たとえ人生の航路でつまずいても、心を入れ替えて神に帰依すれば、神は歓迎してくださるという寓意を示すエピソードである。

第四は「ラブ・ストーリー」。ストーリーはわりと単純です。愛に飢えていた、アディクションになって埋め合わせをしようとした、愛を得ることができた、回復した。愛情不足をアディクションで補っていたが、今は別のことで不足のない愛情を獲得できたという話です。

第五は「英雄物語」。年寄りの口調で語ってみると、「若い時分にゃ何も分からなかったもんだが、少しばかり大きくなってみると、現実というヤツの座りごこちが悪くて、何かショックを和らげるクッションのようなものが欲しくてな、そのクッションにおぼれたのだよ。そうこうするクッションから立ち上がれなくなってな。結局は大人としての本当の責任から逃げてたってことだよ。それでな、ああ、やめよう、と思ってホントにやめたらな、そのときこそホントに『オイラはエラいなあ』って思えたってわけだ」というような感じでしょう。

以上はスウェーデンの話なので、日本にはまた別の「物語」があるはずです。「自分はこの物語の主人公を演じるのだ」という「なりきり感覚」は、意外に私たちにパワーを与えてくれるかもしれません。

「成長と生成」について、もう少し一般的な原理を考えたものに、アントン・アントノフスキーの「サリュートジェネシス」という概念があります。この言葉は、日本語では「健康生成」などと呼ばれているようです[18]。この「健康生成モデル」では、人を病気か健康かに二分するのではなく、誰もが「完全な健康」から「完全な疾病」までの連続体のどこかに位置づけられると考えます。

次に、人は何か特定の原因によって健康から病気のほうに押しやられるのではなく、私たちを病気の方向に動かす危険因子はいろいろと多様で、どこにでも存在していると考えます。この危険因子を、アントノフスキーは「ストレス」と呼んでいます。

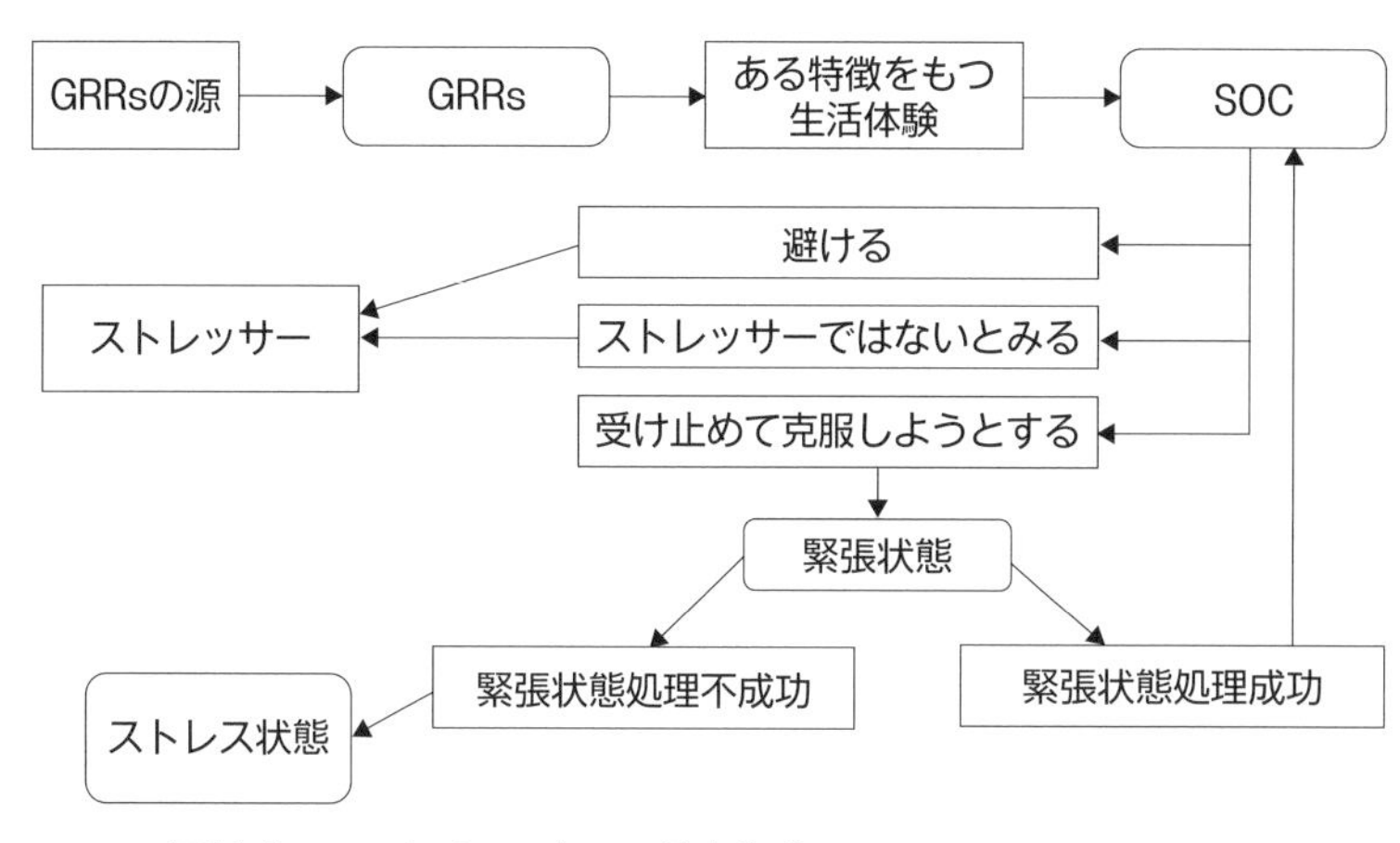

図 7-4　アントノフスキーの健康生成モデル（岩井・山崎，1997）

人を病気の側に押し流す力は、常に働いているのです。私たちはいつもこの力と戦っています。戦うには資源が必要です。その資源にもいろいろと多様なものがありますが、総称してGeneralaized Resistance Resources（ＧＲＲｓ：「汎抵抗資源」）と呼びます。また、大切なのは資源だけではありません。資源を駆使して「戦う」感覚も必要です。この感覚をSense of Coherence（ＳＯＣ：「首尾一貫感覚」）と呼びます。

これらがどうやって私たちを「健康の生成」に持っていくかをまとめると、図７‐４[18]のようになります。ＧＲＲｓの源と考えられているのは、子ども時代の育てられ方や社会的な環境などです。ところが、面白いことにアントノフスキーは、何らかの「偶然」もＧＲＲｓの源の一つになりうると考えています。私たちは何にでも原因があると思いがちですが、常にそうとは限らず、「たまたま運が良かった」ということもあるのでしょう。もともとＧＲＲｓを持っていたところに、ある種の経験をすると、「首尾一貫感覚」（ＳＯＣ）が育ちます。

さて、私たちの身の回りはストレスを生む環境にあふれています。そこから逃げるか、「脅威ではない」と思うか、受け止めて戦うか、これがそのときの状況で決まります。バンデュラの結果予測と効力予測は、このあたりに関係した話でした。それが成功するか失敗するかは次の話になりますが、戦いに成功すると、それがまた新たな首尾一貫感覚を生みます。

アントノフスキーがこういう着想を得たきっかけは、ユダヤ人女性の更年期適応を調べていたときでした。この調査で「精神的に健康」と判定できた人は、第二次世界大戦中に強制収容所への収容を免れた人々では五一％で、強制収容所に収容された人々では二九％でした。やはり収容されなかった人のほうが、精神的には健康です。しかし、アントノフスキーは「あの強制収容所を経験した人でも、三割は大丈夫だった」ことに注目したのです。この人たちはなぜ心身ともに健康でいられるのだろうと。そう考えて、健康というものは、日々生み出すものなのだという考えに至りました。日々新たに。新たな脅威がやってきますから、そこに資源を動員して、また明日も、そのまた明日も新たな健康を生み出す・・・これが「生成」です。

私はまだ「サリュートジェネシス」の信者になったわけではありません。しかし、「健康～疾病連続体」の中を揺れ動く私たち、という考えは現実をうまく言い表しているように思え、なかなか魅力的です。また、生物学的に「これが悪役」とは決められない何とはなしの多様なストレス、病気のほうに押し流された私たちを健康のほうに押し戻す戦いを主導する「首尾一貫感覚」、こうしたものは、「人間中心」の「予防的ヘルスケア」にも役立つと考えられています。[19] しかも、その戦いは一回限りで終わるものではなく、やがては資源を動員して別の作戦を立てなければなりません。こうやって私たちは少しだけ「健康」のほうに寄っていきます。

人生はそういう戦いの繰り返し。アディクションとの戦いもそうでしょう。もしかしたら、この「生成」

モデルが、「病気と治療のモデル」を補ってくれるかもしれません。成長は不可逆的です。元へ戻るのではありません。成長は持続的に常に起こっています。そうして人間の姿を変えます。今日の私は昨日の私ではありません。

第8章 新生への道（1）——個の確立

第1節 新生の鍵

▼行動の形成▲

まず、一見すると風変りな見解を一つ紹介します。それは、「アディクションであることは『仕事』の一種である」[1]という考えです。

私がとある化学物質の依存になっていたとしましょう。私は「どうやったらその物質が手に入るか。手に入ったらどんな気持ちになるだろうか」という思いにとらわれています。私はその物質を手に入れるためにあらゆる努力をします。私の毎日のほとんどの時間はそのために費やされます。私はまた、その「売人」と何らかのコネクションを持っていて、その筋の隠語も知っているし、その人々と連絡を取る手段も知っていて、その人々が作る社会的な集団の一員になっています。

ここで、「物質を手に入れること」を「仕事」に置き換えましょう。私は仕事のことを始終考えています。私の毎日は出勤してから退社するまで仕事にとらわれ、利益をあげる努力に費やされます。私は「業界人」の社会の中にあり、「ここは一本で」で、「まずはプレで」などと独特の隠語で話しています。どこか似ているような気がしませんか？

この話から一つ教訓を得るとしたら、アディクションから脱出して新しい人生を手に入れるためには、アディクションの対象を別の対象で置き換えれば良いのだろうということです。すなわち、そういうような別の行動を作ることが新生の第一歩です。

前の章で「減らすこと、やめること」がまず大事だと書きましたが、単に減らしたりやめたりするだけでは、そのために費やしていた時間は空疎になり、そのために考えていたことは空回りし、そこから得ていた満足は、たとえかりそめのものであっても、消滅してしまいます。したがって「減らす、やめる」というよりも、「代わりの行動を作る」ことが大事、というか必要になってきます。

それは何か？　どんな行動か？　これはその人ごとに違うと思いますから、私が「これだ」と示すことはできません。けれどもあなたが誰かの新生の伴走者だとすると、あなたには何かが見えているはずです。私が親しかった臨床心理の先生は、惜しいことに故人となってしまいましたが、日頃から「どんな重い問題を抱えた人でも、二十四時間三六五日『おかしい』ことはあり得ない」と言っておられました。今、あなたと共に生きようとする人が示す「別の行動」の頻度は少なく、その行動から得られる満足は小さいかもしれませんが、何か必ず「これを育てようではないか」と思えることがあるはずです。

そうしたら、それをオペラント条件づけで作っていけばよいのです。行動形成のコツは、決して焦らないこと。目標の行動に近い行動が自発的に生起するのを、気長に待ちます。生起したら即時強化。「あなたの昨日のアレは良かったよ」ではダメです。それからフィードバック。何が良かったのかをはっきり言いましょう。漠然としたほめ言葉は、良いことも良くないことも含むので意味がありません。行動がやや安定して生起するようになったら、一回ごとに強化する必要はありません。

伴走者がいない？ 問題ないです。良い伴走者が見つからなくても、自分で自分の行動の伴走者を務めることができます。この章ではそのことを考えます。

▼渇望の制御▲

アディクションは必ず再発します。ドラッグやギャンブルなどとアタマの中で結びついた何か別のものが、その行為にふけっていた頃のことを思い出させるきっかけになるからです。これは記憶の一種でもあり、現象としては「パブロフの犬」でご存知のレスポンデント条件づけによって、「ドラッグなど」と「何か」が結びついているからだと考えられています。したがって、いったん「安全圏」まで避難しても必ず連れ戻される、それはまあ「危機」とか「試練」と言うことができるでしょう。連れ戻されそうになったときに何をするかが問題で、新生の最も大きな課題と言えます。

最も簡単な手立ては、パブロフ的に言うと「条件刺激」、すなわち犬の実験で言うと、餌を予告するメトロノームの音に相当するものを除去することですが、これは現実の場面ではほとんど有効ではありません。

私たちの日常生活は実験で組み立てられたものではないから、何が条件刺激なのかを特定するのはほぼ不可能だからです。しかもその「何か」は、物体とは限りません。アメリカの調査では「コカインをやりたい」気持ちは、平日の就業時間中に最も大きくなります[2]。明らかに、私たちはアディクションの対象だった「モノ」や「行為」にとらわれているのではなく、その「モノ」や「行為」がどんな気持ちをもたらしてくれたかにとらわれているのです。しかもそれが記憶の一種だとすると、心理学を勉強した方ならご承知のとおり、記憶には「主観的体制化[*1]」いう現象がありますから、何が何を思い出させているのか他人には分からない連想の網も、私たちは持っています。マルセル・プルーストが描いたように、紅茶に浸したマドレーヌの味から、幼時の記憶が鮮やかによみがえるということもありますから。

とはいえ、私たちはいろいろなきっかけで起こってくる「渇望」を、コントロールする手立てを作らなければなりません。ここには二つの課題があり、一つは自分の記憶の構造を知ること、もう一つは、自分のすぐそばにそういうきっかけがあって、たとえば禁酒している人が酒杯が盛んにやり取りされる宴席につらなっても、「かまわない」と思えるようになることです。

最初の課題は、すでに「認知行動療法」というようなセラピーに組み入れられています。ここに改良の余地があるとしたら、個別の事象ではなく「物語」の中に埋め込むこと、しかもその「物語」は必ず感情体験を伴っているはずなので、自身の感情の可視化も含めた「物語」を語ることでしょう。ネガティブな感情体

＊1　何かを覚えるとき、私たちは関連する情報をまとめ、整理して覚える。たとえば、異なるカテゴリーに属する単語をランダムな順序で提示しても、再生時にはカテゴリーごとにまとまった順序で再生する。お互いに明瞭な関係性のない単語をランダムに提示[3]しても、再生順序が次第に一定になってくる。それらの単語を自分なりに関連づけたためであり、これが主観的体制化である。

験であっても「語り直し」によって中性化でき、その中に含まれているポジティブな要素を拡大することができます[4]。

第二の課題はこの章のメインテーマとかかわります。「私はあなたとは違う人間で、理由なくあなたに同調することはありえない」という自覚を育てることです。

▼感情のやりくり▲

怒りや悲しみといったネガティブな感情は、アディクションの最も重要な鍵です。アディクションという状態は、ネガティブな感情への過敏状態と考えられています[5]。感情をうまくやりくりすることは、アディクションからの新生のみならず、私たちの日常生活においても欠かせないスキルの一つでしょう。ところが、感情の源泉というのは、どこにあるのかわかりません。意思の力でうまくコントロールできるとも考えられていません。どうすれば感情をうまく制御することができるのでしょうか。

このことについて注目されているのが、「自動的な感情制御」という考え方です。実験室レベルの研究としては、こんなものがあります。嫌悪や不快といったネガティブ感情を喚起する写真を次々に見てもらうのですが、その前に、そういうこととはまったく関係のない、記憶とか思考とかの認知的な課題をやってもらいます。そうすると、そういう課題をやらないグループの人々と比較したときに、感情喚起の度合いが小さくなるのです。認知課題を行ったことによって、行動の目標や計画、調整、コントロールなどを担う脳の機能が活性化された結果、感情の表出が抑制されたのではないかと考えられ、「自動動機仮説[*2]」と呼ばれています[(6)]。

私たちの感情は、「意図的に制御しよう」と思ってもうまくいかず、「自分の感情体験をしっかり見つめ直してみましょう」という教示にも、おそらく効果はありません。そうではなく、関係のないことを一生懸命考えると感情が抑制されるのです。この実験で大事なポイントは、この実験に参加された人々は、記憶や思考の課題に取り組むことと感情の喚起との間に、関係があるとは気づいていなかったことです。

脳の中には感情に関連する領域と認知に関連する領域があって、後者が活性化されると前者が抑制される、そういうシーソー的なメカニズムがあるのではないかと考えられています。つまりは、この実験の「関係のない課題」に相当することを日常生活の中に積極的に取り入れれば、私たちの感情の波は落ち着きます。これはどんな課題なのか、どうやって応用すれば良いのか。それはその人によって違うと思われ、状況によっても違うと思われます。臨床場面での応用について、詳しいことはまだ分かりません。

＊2　社会心理学者のジョン・バージらが唱えた仮説で、私たちの行動の動機や目標は、当初は意識的なものだが、ある環境のもとで常に同じ目標に到達しようと試みると、次第に無意識的になる。そうすると、その環境の手がかりのもとでは、自動的にその動機や目標が活性化されるという考え[(7)]。

第2節　メタ認知

▼記　録▲

私たちは疲れています。アディクションの人々もそうです。だから、まず確保しなければならないのは、安心できる場です。

「すべて重荷を負うて苦労している者は、わたしのもとにきなさい。あなたがたを休ませてあげよう」

（『マタイによる福音書』11：28）

このように聖書に書いてあるとおり、新生の現場に来られた方々はひとりの人間として十分に尊重されなければなりません。医師の立場からは、現場の「望ましい対応」がこんなものだと考えられています（表8-1）[8]。まずはそのように、安心できる場を提供して、それから次へ進みましょう。そのときに考えるべきことは何でしょうか。

表8-1　薬物依存患者への望ましい対応

患者ひとりひとりに敬意をもって接する
患者と対等の立場にあることを常に自覚する
患者の自尊感情を傷つけない
患者を選ばない
患者をコントロールしようとしない
患者にルールを守らせることにとらわれすぎない
患者との一対一の信頼関係づくりを大切にする
患者に過大な期待をせず、長い目で回復を見守る
患者に明るく安心できる場を提供する
患者の自立を促すかかわりを心がける

（成瀬，2018）

これについては、医療の関係者や心理のスタッフの言うことは、ほぼ一致しています。自分の行動をモニターすることです。「日誌をつけてみたらいい」というようなことがよく言われます。[9]身近な例を挙げれば、お酒をどれだけ飲んだか、たばこを何本吸ったかといったようなことです。なぜ日誌をつけたら良いのかというと、依存や嗜癖的な行動というものは、自分でもはっきりと意識しないうちに脳が求めてしまうもので、一日に、あるいは一週間で「どれくらやった」という自覚がないからです。記録をつけること自体に、過度の「のめり込み」を抑制する効果があります。今のところ海外の文献が多いですが、スマートフォンを利用したアプリやデバイスも開発されて、特に飲酒量の低減に役立っているようです。

本当のことを言うと、単に量や頻度の記録だけでなく、その日何があったか、どんな気分だったかといった、周辺情報も含めた「ライフログ」のほうが良いのですが、負担が増えると記録も三日坊主になってしまうでしょう。私も毎日血圧を記録していますが、一日のイベントはたった一つの単語ぐらいが精いっぱいです。

▼自分を見ているもう一人の自分▲

私たちには、自分のやることを見ている「もう一人の自分」の目があります。第4章で述べたウィリアム・ジェームズの「主我と客我」もその例でした。

心理学でこれに近い概念というと、「メタ認知」と呼ばれているものがあります。「メタ」というのは「○○の上」という意味です。「メタフィジックス」と言えば、物理学の世界の上にあって、モノの本質とは何

表8-2　成人用メタ認知尺度（抜粋）

答える前に、問題に対する別の答えについても検討している
過去にうまくいったやり方を試みている
重要なことがらがでてきたときには、ペースを落として課題に取り組む
課題が終わったら、自分が学んだことを要約している
学ぶとき、自分の理解を助けるために、絵や図表を描く
理解できないときには、やり方を変えてみる
アタマが混乱したときは、今までの考えを白紙に戻して、新たに考え直す
意識的に立ち止まり、自分の理解を確認する

（阿部・井田，2010）

だろうと考える哲学、「形而上学」のことです。また、「メタスタシス」と言えば、「とどまっているものの上」という意味で、ガンの転移のことです。

メタ認知の研究が盛んに行われているのは教育心理学の領域です。いったいメタ認知とは、どんなものでしょうか。その具体的なイメージを示す手がかりの一つとして、メタ認知が育ったら、人は何か課題に取り組んでいるときに、どんなことをするのかを測定する尺度の一部を見ましょう（表8-2）[10]。もともとは非常に練り上げられた研究で、こういう項目が二十八個あります。適当に拾ってご紹介するようなものではないのですが、ここでは「こんな感じのことだ」と理解していただく意味で紹介しました。自分のやることを見ているもう一人の自分が、出来上がっていることが分かりますね。

そのイメージとしては、こんな感じになります（図8-1）[11]。実際に行動する自分（役者）がいて、それを見ている別の自分（監督）がいます。監督は役者の行為を演出し、モニターします。なぜそれが出来るかというと、監督役の自分の中に、「この場面ではこう演ずるべきだ」と思う「モデル」があるからです。

メタ認知能力の芽生えは幼児期にあり、何か覚えるときに物語を

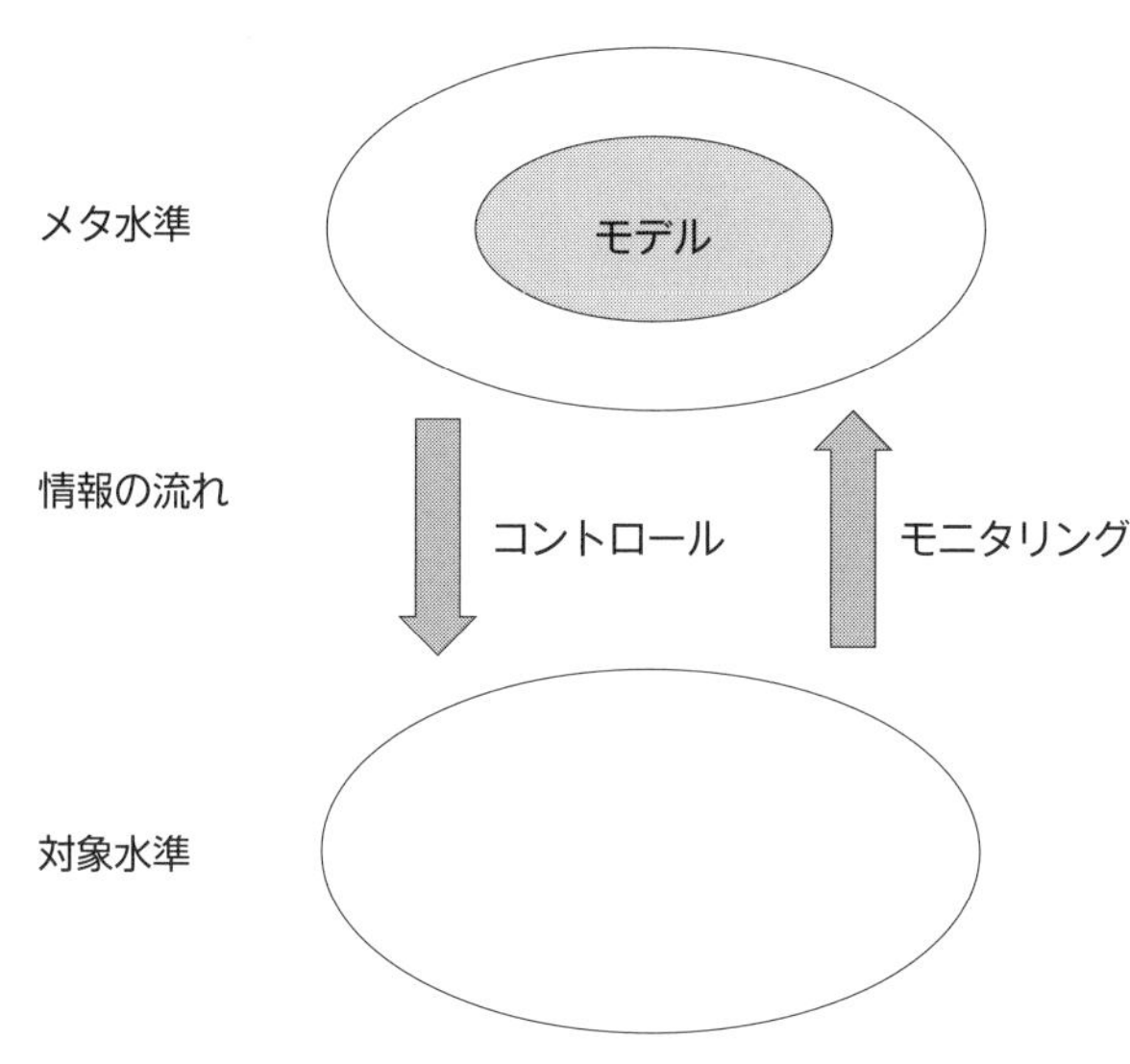

図 8-1　メタ水準と対象水準の関係（大江・亀田, 2015）

作って覚えたり（メタ記憶）、自分が信じていることと正しいこととは違う場合があるのだと分かるようになったり（メタ認識）、他人の目になって、自分のいる現場を見たらどんなふうに見えるかが想像できるようになったり（心の理論）、「良い子ならどうするか？」というようなことが分かるようになったり（自己制御）、人と力を合わせることができるようになったりします（共同性[12]）。

▼メタ認知の応用▲

メタ認知を育むことは、もちろん、教育心理学だけではなく、心理臨床にも取り入れられています。たとえば、うつ病の認知行動療法では、ネガティブな考えが生まれたときに、「それは事実ではない、ここから少し距離を置こう」というように、自分の思考そのものを相対化することが大事だと思われています[13]。

この考えはさらに進歩・変容し、事実でないかどう

表 8-3　統制の所在――数学の試験で失敗した生徒の例

			内在性の次元	
		安定性の次元	内的	外的
全般性の次元	全般的	安定的	私は「頭が悪いから	問題が難しかったから
		不安定的	疲れて努力不足だったから	今日は 13 日の金曜日だから
	特殊的	安定的	数学が苦手だから	数学の試験はいつも不公平だから
		不安定的	風邪をひいていたら	会場が蒸し暑かったあら

（丹野・坂本，2001）

かはどうでもよいと思われるようになってきました。そこに焦点を当てなくてもよく、ネガティブな考えがもやもやしてきて心配になってきたときに、たとえば、「今日のうちどこかで十五分間心配しましょう」というように、抑制ではなく延期を練習してもらうとよいと言います。延期できるということは、能動的にコントロールできるということです。それは問題解決の第一歩です。そのほか、注意を転換したり、注意を分割したりする練習もやってもらいます。こんなことを組み合わせた「メタ認知療法」が生まれています。[14]

こういう考えは、アディクションからの新生にも応用できると思います。私をアディクションの世界にまで追い込んだ事実は、客観的な事実というよりも、私の目に映った事実です。そのときは呑み込まれるしかなかったと思いますが、今は「延期」ができます。それは、自分の行動を自分のコントロール下に置くことができたということです。

これは心理学で、「統制の所在」（ローカス・オブ・コントロール）と呼ばれてきた概念に似ています。自分の行動の原因は自分自身にあるのか、外的な環境や他者にあるのか（内在性）、しかもそれは一時的なことなのか、恒常的なことなのか（安定性）、特定の問題についてなのか、何でも当てはまることなのか（全般性）、こういうふうに区分けすると八つのタイプができます。その一例として、たとえば試験の成績が散々だったときに、どういうふうに考えるかを整理するとこんなふうになります（表8‐3）[15]。

統制の所在に関するこれまでの研究では、この八つのうち自分はどれに当てはまるかということを、その人の考え方のクセや性格との関係で調べてきましたが、ある程度は学習によって変容させることができます。心理臨床で「自己教示訓練*3」と呼ばれているものがそれに近い方法です[16]。

第3節　語りのパワー

▼ナラティブ▲

メタ認知を育てるために重要と考えられているのが「語り」です。これは今さら私が言うまでもなく、「ナラティブ・プラクティス」あるいは「ナラティブ・アプローチ」としてよく知られていることにほかなりません。ナラティブ・アプローチは、一見普通の会話のように見えますが、「語り直し」という大事な要素を含んでいます。私があなたとの会話の中で、「ああ、そういう考えがあるのだ」と気づき、「だったらその目

＊3　認知行動療法で用いる訓練のひとつ。自分で自分に言い聞かせる教示を考えることによって、ストレスへの対処法（ストレス免疫）を身につけることを目的としている。たとえば、不快な出来事に遭遇したときの気分を評定し、そのときに、どのように考えれば、少しでも自分の気持ちが落ち着いたかを考えてもらい、それを「自分への教示」として何度かゆっくり繰り返し、再び気分を評定する、といった手順を踏む。

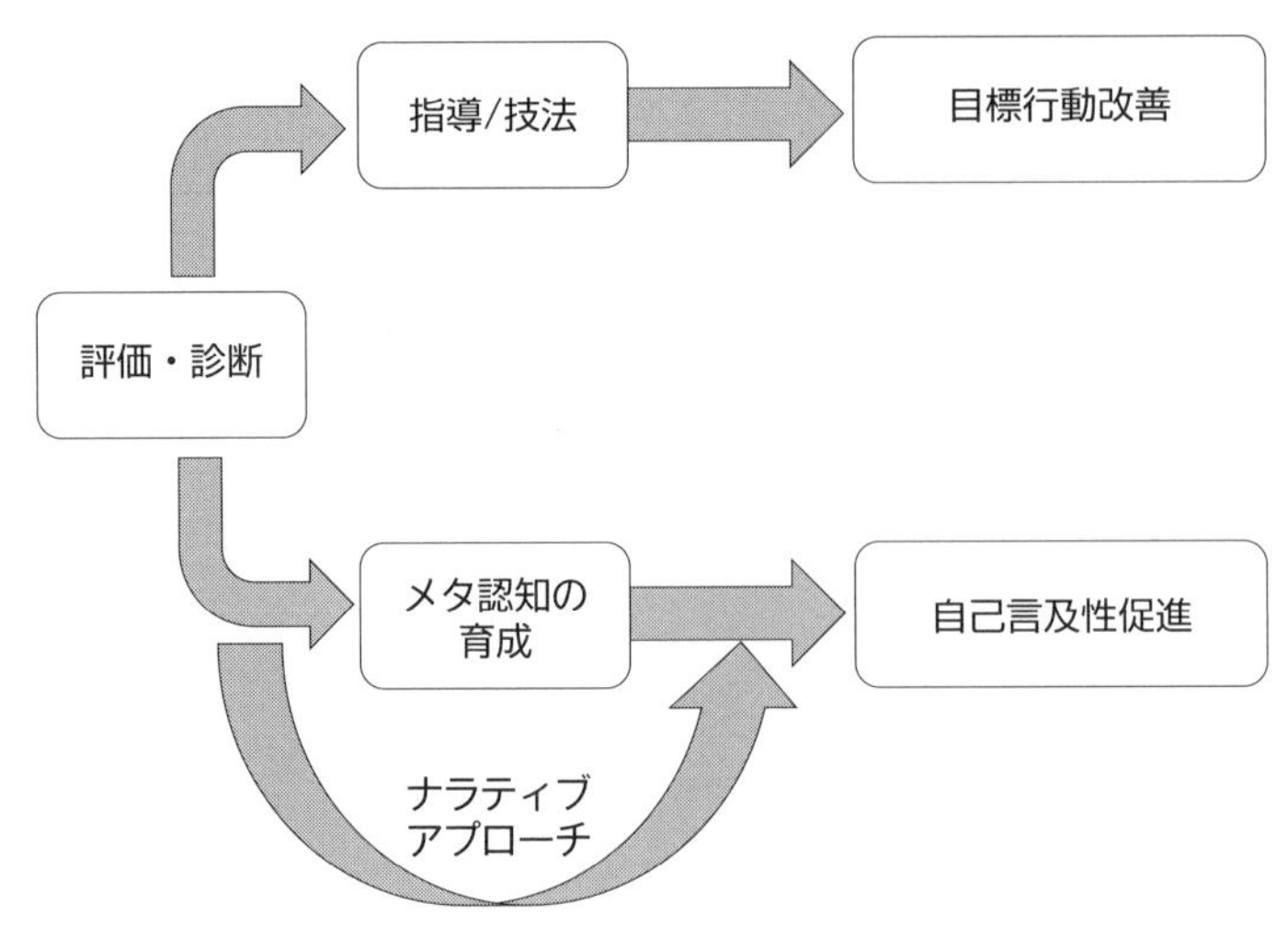

図 8-2　ナラティブアプローチを用いたメタ認知の育成（園部，2014）

で自分を見たらどうなるだろうか」と考えてみることです。このアプローチを、「発達障害」とされる青年の支援に使っている例もあります（図８‐２）[17]。ナラティブ・アプローチを学校教育の中で使って、高校生が自分の経験を時間軸の中で整理し、自分にとっての出来事の意味を考え、やがてはいろいろな問題に対して主体的な解決を探していけるようになることを目指した実践も行われています[18]。

ところが、「ナラティブ」という言葉は便利すぎるので、人によっていろいろな使われ方をしています。とりわけ「聞き手」は何をする人なのか、あるいは、どういう立場で「語り」に耳を傾けるべきなのかについて、意見が別れています[19]。聞き手が単なる素人と違うところは、意図的に「何も知らない」立場に立つことができる点にあります。また、聞き手は自らの弱さや謙虚さを意識して、常に「あなたを理解しようとしています。私はその途上にあります」という態度を見せるべきだ、という見解もあります。そうかと思えば、当事者の語りをもっと大きな物語の中に展開してあげることが大事なのだとか、聞くことだけでなく対話が大事なのだとか、いろいろな見解があり、今のところどれかが決め手ということはないようです。語るより聞くほうが難しいのです。

▼ライフ・ヒストリーを語る▲

自分のこれまでのこと（ライフ・ヒストリー）について語るとなると、さらに聞き手の影響は大きくなります。それを実験した研究があります。

一人の語り手が二つのテーマ（自分の子ども時代、自分の仕事）について、それぞれ二人の聞き手に約一時間語ります。聞き手役の人には、「相手の話を否定しないでください」「相づちがあると話しやすくなります」「親の話を子どもが聞くような感じで、ストーリーを追ってください」「『今の気持ち』には焦点を当てないでください」「ストーリーが見えにくくなったら『それでどうなりましたか？』『なぜですか？』などと質問してもよいです」「面談の内容を他の人に話さないでください」という共通のお願いがしてあります。どちらかが聞くのが上手でどちらかが未熟ということもありません。

たったこれだけの操作なのですが、発話量、一分あたりの文字数（発話のスピード）、自分の思い出、いわゆる「自伝的記憶」に相当する発話数はかなり違い、相手によって話した内容も違いました。驚くべきことに、同じことを二人の聞き手に話したときの「記憶内容の反復率」は、たかだか三〇％でしかありませんでした[20]。

この研究結果が何を意味しているかというと、「自分自身の物語」すなわちライフ・ヒストリーというものは、一つではないということです。それは、過去の事実について語っているように見えて、実はそうではありません。あくまでも、現在の自分が相手に向かって話しています。それでは、そういう場で、聞き手はいかなる人であるべきなのでしょうか。

聞き手が何となく期待していたこととは、違うことが語られることがあります。これとは逆に、語るほうでも、聞き手の反応が期待と違うということもあります。災害に罹災した人の語りと、その聞き手の関係を調べた研究によれば、こうした「対話のほころび」こそチャンスなのだそうです。こういう「ほころび」が生じた瞬間は、「語り手」「聞き手」という固定した役割が一気に流動化する機会です。そのときには「もしかしたら、私があなたで、あなたが私だったかもしれない」という思いが、お互いに生じます[21]。「ほころび」をきっかけにして、対話はいっそう深いレベルに進みます。こうして、話者と聞き手が共同して、話者の「物語」を新しく作っていくのです。

メタ認知を育てて自己を語る、語りながらメタ認知を育てる、これは新生そのもののプロセスです。ですがそのときには、誰が聞いてくれるのか、どんなふうに聞いてくれるのかが、大事なことになります。

第4節　自己とは何だろうか

▼共依存からの脱却▲

アディクションの問題は、ともすれば私とドラッグ、私とパチスロといったような、一対一の関係の問題のように言われますが、それは違います。こういう一対一の関係は発達心理学では「二項関係」と呼ばれていますが、私たちはそこに住んではいません。私とドラッグと他者がいます。これが「三項関係」で、私たちはその中に住んでいます。だから、この三者の関係の中で自分の立ち位置はどこにあり、これからどこに向かうのかを考えることが大事です。そのために、メタ認知や語りが大きな役割を持つことを考えてきました。そうして、前節で述べたように、結局「聞き手」が大事という話になったのです。それを掘り下げて考えるために、もう一度、他者とは私にとって何であるのかを考えなければなりません。

イギリスの社会学者アンソニー・ギデンスは、アディクションに陥った人々は「生きる上での安心感を維持するために、自分が求めているものを明確にしてくれる相手を、一人ないし複数必要としている[22]」と言います。これが、ギデンスが「共依存」と呼ぶ人間関係です。ギデンスは、そういう関係があると「相手の欲求に一身を捧げていかなければ、自らに自身を持つことができない」とも言います。ただ、それは非常にエネルギーを使うことです。そのためにへとへとになってしまい、ついついアルコールやドラッグに手が出ることになります。

ギデンスが「嗜癖的なきずな」と呼ぶ人間関係には、次のような特徴があります（言葉は少し変えてあります）。

（1）自然な人間関係を結ぶときに必要な、自己と他者の冷静な観察（モニタリング）を許さない。
（2）自分の存在意義を、相手の中かあるいは日々に同じことを繰り返す、その行動の中に埋もれさせる。
（3）相手と本当に親密になるためには、相手に自分をさらけ出す（開示する）ことが必要だが、それ妨げる。

（4）ジェンダー間の不平等な差異や性の因習を温存する。

そうして、こんな人間関係から抜け出すためには、相手との間の「個人的な境界線」を定めなければいけない、というのです[22]。

このような「共依存」的な人間関係が社会全体に波及している、あるいは、社会全体のあり方を受けて、個人の人間関係も必然的に「共依存」的になる、このように主張したのがアメリカの社会学者アン・ウィルソン・シェフです。シェフはこれを、「白人男性システム」と呼びました。「白人男性がパワーと影響力を行使し、私たち（女性やマイノリティを含む）全員の助力を得て白人男性によって支えられるシステム[23]」のことです。アメリカの社会は流動的で、多様性を認め、流行に押されて極端に傾くことがあっても、けっこう健全な復元力の強い社会であるようにと思っていたのですが、そこに住む当事者から見ると、そうでもないようです。

このような「嗜癖的な」人間関係から抜け出すこと、これはもう古いテーマです。実に一八七九年、イプセンが『人形の家』で描いたことです。

ヘルマー　（立つ）お前のためなら私は晝も夜も喜んで働く——不幸も貧乏もお前のためなら我慢する——けれども、幾ら愛する者のためだつて名譽を犠牲にする男はないよ。

ノラ　（靜かに）何百萬といふ女は、それをしてきたのです。

ヘルマー　あゝ、お前の考へてることやいふことは駄々ツ子のやうだ。
ノラ　さうかも知れません。けれど、あなたの考へていらつしやることやいつてらつしやることも、私が生涯を共にすることの出來る人のやうぢやありません。恐ろしい騒ぎが通りすぎてしまつて――私にでなくあなたご自身に――もう大丈夫となると――あなたは平氣な顔をしてどこを風が吹いたかといふ風にしていらつしやる。私はまたもとの雲雀や人形になつてしまふ――弱い脆い人形だといふので、これからは前よりも一倍いたはつてやらうとおつしやる（立上り）あなた、この時に私は目が覺めました。この八年といふもの、私は見ず知らずの他人とかうやつて住んでゐて、そしてその人と三人の子供まで作つた。あゝ、そのことを考へると私は耐らなくなつて――自分の身を引き裂きたいやうに思ひます。[24]

ここで問題なのは、ヘルマーには悪気があってノラを束縛していたわけではない、ということです。そこが深刻なのです。だからまず、「あなたが私を縛っていた」と相手に伝え、そのうえで「私は私」と主張しなければならないわけです。

そのためには自分が強くなければならない。ややもすると、「個人の尊厳の回復」は、「強くあれ」という教えになります。アサーション・トレーニングなどでは、そんなふうに教えるでしょう。ですが、それは可能なのでしょうか。可能かどうかという問いは、強いか弱いかではなく、「私は私」と言いたくなるときの、その「私」とは何だろうか、という問いです。

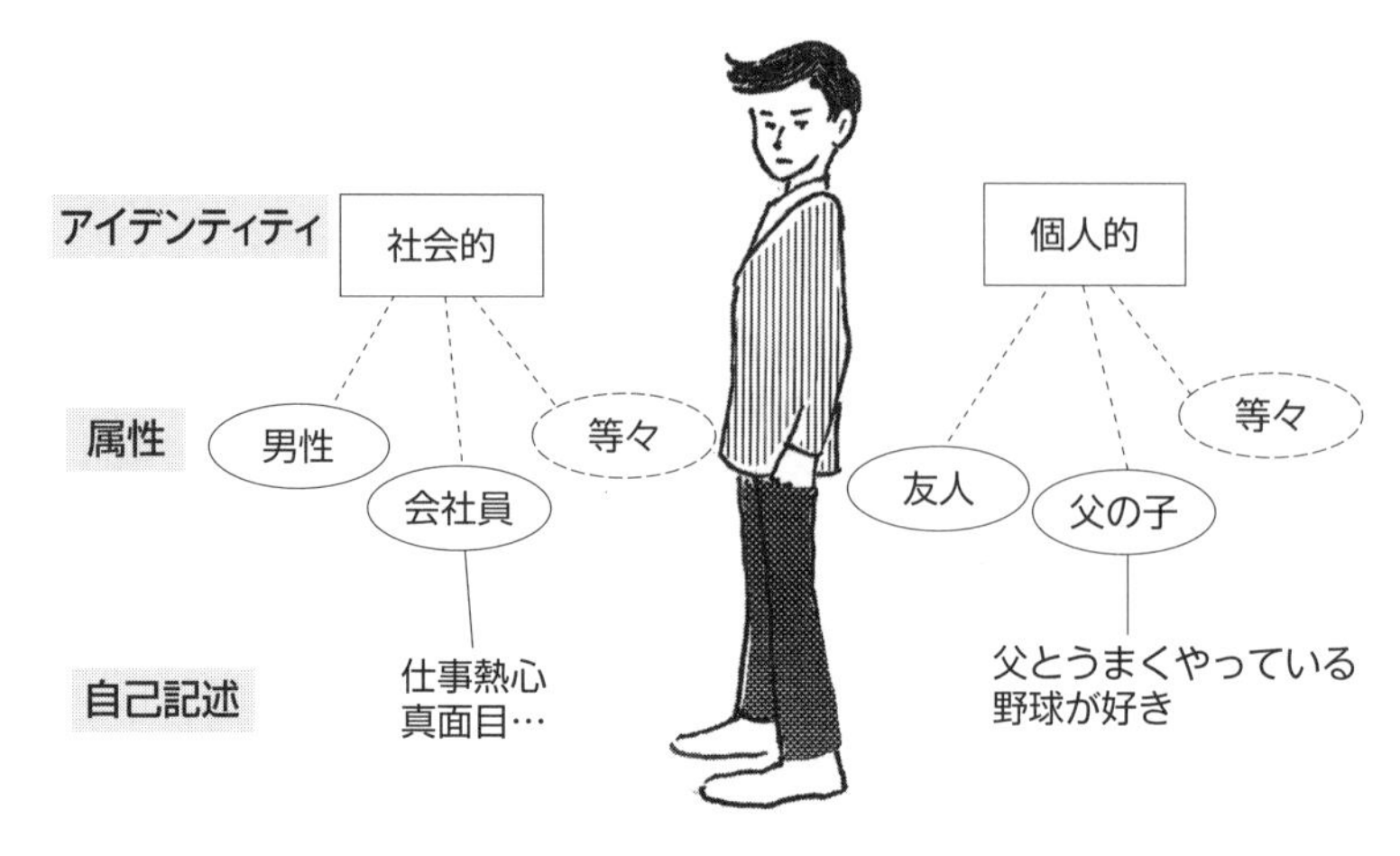

図 8-3　自己概念 (Hunter et al., 1996)

▼自分の立ち位置▲

私が学生だった一九七〇年代には、人間が精神的に発達してくると、「自分は何者である」という確たる信念みたいなものができる、これを「自我同一性」と言う、と教わりました。同一性の獲得は、その反対である「同一性の拡散」との戦いで、普通に発達していると徐々に同一性のほうが勝つ、いつまでも拡散した状態だと、さまざまな「逸脱行動」の根になる、こんなふうにも教わりました。しかし、私はひねくれ者だったので、「同一性」というのは結局、「自分は野球部のキャプテンだ」とか「自分はドイツ語の単位を落とした」とかいうように、他人との関係が素材で、それが束になっただけのものではないかと思っていました。

実際、「私は私」という感覚、心理学で言う「自己概念」[25]は、当たり前のようではありますが、図8・3に示すように社会的なもの、すなわち自分がどういう集団に所属していると思うかという要素と、個人的なもの、すなわち自分がどんな属性を持っていると思うかという要素から成り立っていると考

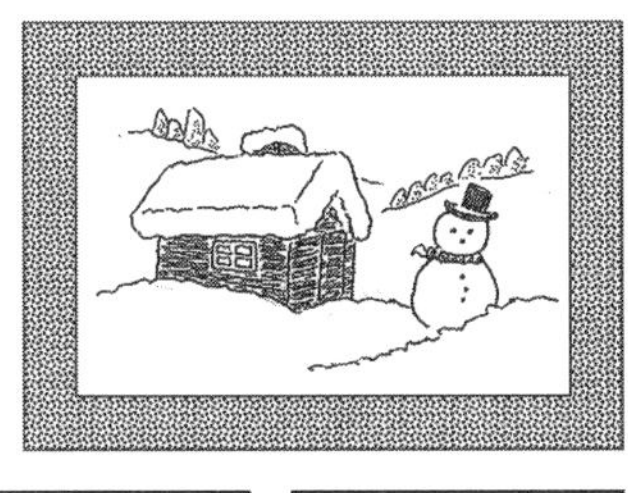
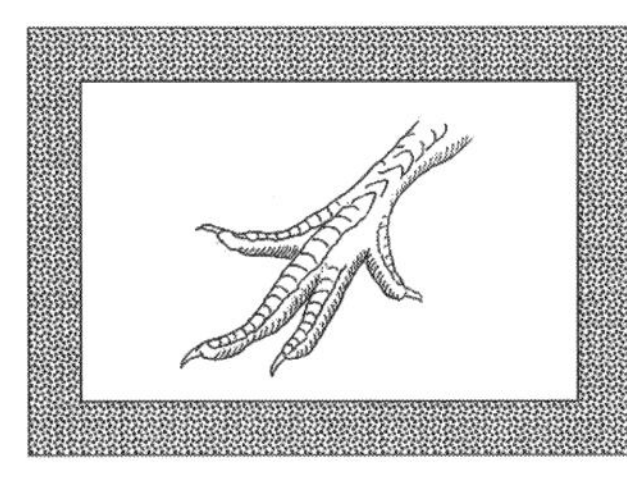
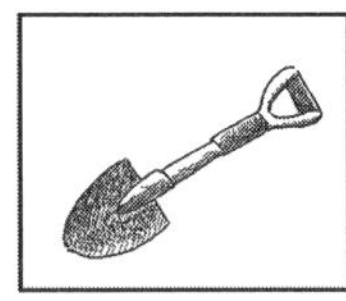
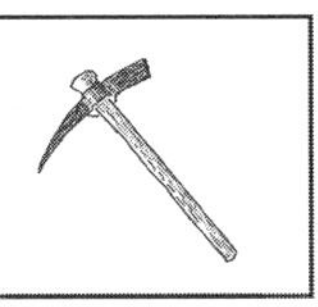
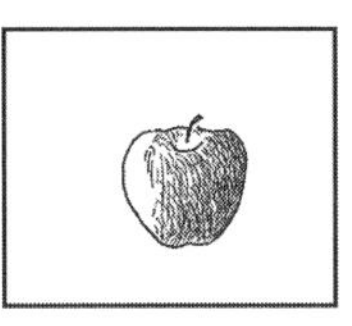
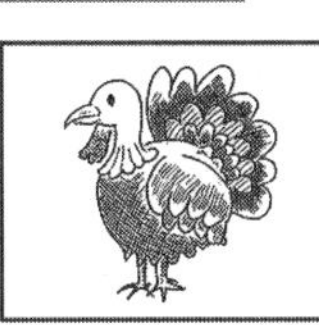

図 8-4　離断脳（Gazzaniga, 1998）

えられています。

あの頃はなぜ、「同一性の拡散」が問題だと考えられていたのでしょう。それは、「同一性の拡散した人がいたら困るのは誰なのか」という話です。それはおそらく自分自身ではないです。会社の人だったり、結婚相手だったりするのではないでしょうか。自分が困ったように感じるのは、これら周囲の人々の当惑や怒りを受けて、「このままではダメなのだ」と思ってしまうからではないでしょうか[26]。

「自我」という言葉は、もともとフロイトの精神分析から出てきたと思いますが、無意識の世界から起こる欲動（エス）と、社会通念から発生して欲動を抑圧する超自我（スーパーエゴ）との間に立つ、葛藤の調整役のようなイメージだったと思います。ところが、フロイトのお嬢さんだったアンナ・フロイトや、ハインツ・ハルトマンたちが、「私」の中にはこんな葛藤に巻き込まれない部分、たとえばこの字を読んでいるとか、今晩のおかずについて考えているとか、そういうところもあると考えました。それも「自我」でしょう。結局、自分の行動の総体を制御しているのが「私」である、こういう意味で「自我心理学」が樹立された、とこのように教わったものです。

ところが、二十一世紀に入ると、どこかに「自分」の中核があって、自分のやることを包括的に制御している、という考えが崩れてきました。その潮流は、まずは神経科学の分野から起こりました。神経科学にもいろいろな考え方がありますが、「わたし」とはいくつかの機能がゆるやかな連合体を作っている存在だ、と考えられるようになったのです。

その端緒を、「離断脳」の研究に見ることができます（図8-4）[27]。てんかんの治療のために、左右の大脳半球をつなぐ構造体（脳梁）を切断された患者さんの話です。視野の右に提示した画像は左半球だけに届き、視野の左に提示した画像は右半球だけに届きます。双方をつなぐのが脳梁ですが、ここを切断された患者さんには、左右お互いの連絡がありません。

図8-4を見ながら説明していくと、右の脳は雪景色を見ています。「この場面にふさわしいものを左手で選んでください」と言うと、左手を動かす指令は右半球から出ますから、シャベルを選びます。「どうしてそれを選んだのですか」と聞きます。今度は、言葉で答えることになりますので、左半球の仕事になるのですが、実は左半球が見ているのはニワトリの脚です。自分がなんでシャベルを取ったのか、左半球には分かりません。けれども、左半球は困らないのです。「鶏が小屋に入っていろんなものをひっくり返してしまったから」というような、適当な辻褄の合う話を作るのです。

私たちは「首尾一貫した物語を作る」素晴らしい能力を持っています。けれども、それは虚構の物語、幻想なのです。だからいけないと言いたいのではありません。

私たちの心と幻想は切っても切れない関係にあります。たとえば、ジャック・ラカンの精神分析ではこう考えます。子どもが初めて「これが自分だ」と感じるのはいつか。それは鏡で自分を見たときだ、というのがラカンの鏡像段階論です。ところが、鏡に見えているものは何か。それは言ってみれば虚像です。幼児にとって自覚できる「自己」は、お腹がすいたとか、眠いとかいった、いわばバラバラの感覚でしょう。鏡に自分の姿が映ると、初めて「これが自分?」と思うのですが、鏡に映った自分は映像、すなわち虚像です。そうすると、ここには「自分」を消したところにしか自分を発見できないという、不思議な関係があります。

　こういう不思議な関係をラカンに従って眺めていくと、それはいくつかあります。たとえば、これまで論じてきた「語る」という行為。私たちは言葉を通して何かを語りますが、現実の世界で起こったことすべてを語り尽くせるわけではありません。けれども、言葉を通して語るほかはありません。また、言葉とは、私の中にある「世界」をあなたに分かってもらうために使うシンボルです。

　ところが、このシンボルの中には、「言わなくても分かるよね」といったことまで含まれます。私たちが持っている概念の中には、誰でもだいたい分かっているはずだが、きちんと言い尽くそうとしたらとても無理、というものがあります。現実の世界、象徴の世界、想像の世界、この三つの世界をめぐって、私たちの心は動き回ります[28]。それは「ここでこうすれば安心だ」という保証のない世界です。語れば語るほど、自分が思っている自分の真実の姿から、言葉になって出てくる自分の姿がかけ離れていってしまう、そうした恐れと言いますか、おののきと言いますか、そういう気持ちを抱えなければ「自分を語る」ことはできないことなのではないでしょうか。

　言葉については、哲学者のヴィットゲンシュタインも深く考えていて、こんなことを言っています。

「私的な体験に関する本質的な事柄は、実は、各人が自分独特の標本をもっているということなのではなくて、他人も『これ』をもっているのか、あるいは何か別のものをもっているのか、誰も知らないということである。それゆえ、一部の人間は「ある」赤さの感覚をもっているが、他の人間は違った赤さの感覚をもっていると仮定することが～検証不可能ではあるけれども～可能であろう[29]」

語ることがなんでこんなに難しく、面倒なのかというと、私が真実を述べているのに相手が分かってくれないからではなく、私が真実と思っていること、そのように思う私自身という存在が、はなはだあやしいものだからです。しかし、それで良いのかもしれません。心理臨床の世界では、「語られたこと」と同じかそれ以上に「語られていないこと」、あるいは「語ることのできないこと」が大事である、と考えられています[30]。私自身の中にも、いくつもの「わたし」が存在しています。「Hくん」と呼ばれて「はい」と答えるときの私は、その総体ではなく一部にすぎません。「わたし」はゆるやかな連合体です。

たしかに、『人形の家』のノラは、自己主張をして、嗜癖的な人間関係から脱出しました。けれども、脱出した後はどこかへ行くはずです。戯曲はあれで終わりでよいけれども、人生の幕ではありません。すると、その次にはどうなるのでしょう。私自身をコントロールする「強い自分」の幻想は、すでに崩れたと思います。そこに、次なる新生の道が見えてくるとすれば、それは「我」を強烈に主張し確立するだけではなく、むしろそれをふっと消してしまうような、肩の力を抜く工夫なのではないでしょうか。それを次の章で考えましょう。

第9章

新生への道（2）――個の超越

第1節 「わたし」から「わたしたち」へ

▼嗜癖的人間関係▲

前の章では、自分の中に自分を見つめ直す「もう一人の自分」を作ることによって、「わたし」と「あなた」の関係についての冷静な観察を許さないような「嗜癖的人間関係」から抜け出すことについて考えました。ただ、この嗜癖的な人間関係というものの原型は親子なので、抜け出すと言っても簡単ではありません。私は冷静な観察をして父母の子になったわけではないですから、無力な赤ん坊だった私と両親との関係は、いきおい嗜癖的にならざるを得ないでしょう。父母もまた、私が育つことに無条件で身を捧げてくれていたと思いますから、その気持は嗜癖的だったかもしれないです。

ここから抜け出すことは成長であり、独立ですが、一面では反抗でもあります。自分自身の小学校の高学年から高校にかけての過去を振り返ってみると、かなり微妙な精神的バランスを取って、反抗はするけれども破壊的にならないように、さまざまな挫折は味わうけれども自分を納得させて、ちょいグレのおともだちから魅力的なお誘いはあったけれどもほどほどの距離感を保って、大学に入ってアパートで一人暮らしを始めるまでの日々を過ごしました。

国立神経・精神医療研究センターでは、一九九六年から定期的に、全国の中学生を対象にして薬物乱用の実態や意識を調査しています。六～七万人の回答を分析するという、気の遠くなるような仕事です。今、手に入る最新の報告書は二〇一八年のもので、それを見ると、「大麻を一度でも経験したことのある人」（男女を総合すると、だいたい二〇〇〇人に七人ぐらいの割合です）には、親しく遊べる友人がいない、学校生活が楽しくない、家で大人と一緒に過ごす時間が少ない、何かを親に相談することが少ない、といった特徴があります。[1]

ところがこの傾向は、今から二十年前の調査で、「シンナー遊び」を経験したことのある中学生とそうでない中学生を比べたときの結果と同じなのです。すなわち、家族全員で夕食を摂る機会が少ない、起床時間が一定しない、朝食を食べない、学校が楽しくない、家庭生活もうまくいってない、親しく遊べるトモダチがいない。[2] 時間を隔てても、対象が変わっても、基本的な傾向が同じということは、これはかなり普遍的な実態だと考えてよいでしょう。この子たちは、何らかの事情で反抗を素直に表現できず、家族や学校の中で孤立しています。それで、ゲームセンターやカラオケに一人で行って、誰かに別の世界に誘われる、こういう構図が見てとれます。その世界に望んだのは、新たな人間関係ではなかったでしょうか。

十数年にわたって調査の陣頭指揮を取られた和田清先生も、この子たちが求めていたのは「受容感と帰属感」だと書いておられます。ところが、その人間関係がすなわち、ギデンス的に言うと「嗜癖的」です。なぜなら、あなたと私がなぜ親しくなるかという吟味がありませんから。

なぜ吟味がないかというと、その関係は緊急の脱出口のようなものだったから。しかも、相手も同じような境遇にある人ですから、ちょっとした自己開示があったら、すぐに親密化の過程に進みます。こうやって、定位家族の辛い人間関係から抜け出しても、別の人間関係、これもまた嗜癖的な人間関係にからめ取られていくのでしょう。

▼新しい人間関係▲

その人たちに「強い人間になって自分をしっかり持って」と言っても、無理ではないでしょうか。もちろん、前章で述べたように、「メタ認知」を育てることは大事です。自己モニタリングの力をしっかり身につけてもらうことも大事です。

けれども、人間はたった一人で生きていくことはできません。『人形の家』のラストシーンはノラの家出で良かったが、彼女はそれからどこへ行くのでしょう。私たちはその先を考えないわけにはいきません。学校にも（再び）行きたい。仕事も得て、生活を安定させたい。もちろん、住むところと食べるものも必要。それを手に入れる。

そういう生活は、もしかしたら昔の辛さを連想させるものになるかもしれません。しかし今度は大丈夫・・

と言えるためには、新しい人間関係が必要です。それは、当然ながら「嗜癖的な」人間関係ではありません。お互いがメタ認知を持った存在として、ときに反目したり、ときに同調したりしながら対等に育てて行く関係です。

その関係を築く「場」は、ときには自分を育てる試練の場であってもよいですが、基本的には居心地の良い「居場所」でなければならないと思います。つまり、私たちは真空の中を一人で生きているわけではありませんから、「新生」は旧来の人間関係から別の人間関係への「乗り換え」である、と言ってよいでしょう。

▼揺れ動く自分——内なる抵抗勢力▲

しかしながら、新しい人間関係を作ることは簡単ではありません。これは特に、これまでの生活に問題を抱えていなかった人でもそうです。たとえば、今の若い人々は恋愛に消極的です。新成人（二十歳の時代の話です）の約二〇％には恋人がおらず、しかも欲しいとも思っていません。[3] なぜかというと、現状のままでよい、リスクを回避したい、自分のほうが優先など、恋人ができることによるデメリットを感じているからです。また、自分自身がまだその段階に達してない、すなわち恋愛の準備を果たしてないという自覚もあるからです。

また、新しい人間関係を作ることが、新しい集団の一員になることを意味する場合、そこには心理学で「接近・回避コンフリクト」と呼ばれる、ポジティブ、ネガティブ双方の気持ちから来る葛藤があります。大学生のサークル活動に対する態度を調べた研究を見てみると、ポジティブな気持ちは、「その集団のことをもっとよく知りたいと思っている」（集団への接近）、「その集団がさらに発展するように自ら動いている」（集団への責務）、「その集団ではガマンをしていようと思う」（集団への妥協）という、三つの因子から成り立っています。妥協はちょっと苦しいが、その根底には「集団のためなら」という気持ちがあるので、肯定的態度とされています。

その一方で、ネガティブな方の因子も三つで、「その集団にいる時間が無駄だと感じている」（集団からの離脱）、「その集団ではみんなの意見に合わせればいいと考えている」（集団での日和見）、「その集団で嫌われないように気をつけている」（集団での萎縮）という気持ちがあります。[4]

ごく普通の大学生でもこうですから、ましてや、以前の人間関係が嗜癖的で、いろいろと苦しい目に遭ってきたからには、「もう、ああいうことはゴメンだ」という学習効果が働いても無理はありません。

第2節　新生の同伴者

▼自助グループという人間関係▲

そこで、人間関係を作り直し、新生を促すために大きな力を発揮してきたのが、「自助グループ」です。自助グループとは、ざっくりと言ってしまえば、似たような問題を抱えた当事者やその家族メンバーが、自発的につながって作るものです。何をやっているのかというと、主には体験の語り合いです。メンバーの「語り」に意見を言ったり解釈したりしてはいけませんが、表情や動作などで共感を示すことは奨励されています[5]。今ではさまざまな自助グループがあり、その対象はアディクションだけではありません。うつ病、摂食障害、ひきこもり、親族を亡くした方、がんに罹患した方、脳卒中に罹患した方、ＨＩＶ陽性の方など、実にいろいろな自助グループがあります。

そこには「専門家」は存在せず、治療する人とされる人、指導する人とされる人、といった人間関係はありません。「それで大丈夫なのか？」と思われるかもしれませんが、大丈夫です。なぜかというと、たとえば化学物質依存を抱えた人を心理の専門家がカウンセリングするとして、そのときにその人の体験を共感的に理解することができるのか、という問題があるからです。

共感とは、「ジーンとくる体験で、それは生じてくるものである」と神田橋條治先生がおっしゃっています[6]。心理臨床の資格を持って現場で仕事をしている人々は、本人はどう思っていようと、この社会の中ではエリートです。そんな人々がシャブを打ってヘロヘロになった話を聞いて、何が「ジーンとくる」でしょうか。実際には「ジーンと来てない」としても、何とかして「ジーンと来たいと思っています」ということだけはクライアントに分かってもらいたいわけだが、どうすればそれが可能になるのでしょうか。

こういうことを考えると、当事者同士がお話をするのが大事なことだと納得できます。しかも、「語る」ことにはメタ認知を育てる効果がありますので、遠慮なく語れる場がある、ということはとても大事なことです。

▼自助グループの始まり▲

自助グループは、医療の側がまだ解毒以外のアディクションの治療法を持っていない時期から立上ったものので、古い歴史があります。その端緒は、禁酒法が終わりを告げた時期のアメリカで始また「アルコホーリクス・アノニマス」（ＡＡ）です。このＡＡの始まりには、劇的なドラマがあります。よく知られた話ではありますが、復習してみましょう。

その頃、ウィリアム（ビル）・ウィルソンという株の相場師がいました。ビルは第一次世界大戦への従軍を機会に、大酒を飲むようになってしまいました。一九三〇年代に、ビルはニューヨークの病院で治療を受けたのですが、ウィリアム・シルクワースという医師が主導する「酒害を教育する」治療は、残念ながら奏功しませんでした。また、オックスフォード・グループという宗教的な集まりにも参加したのですが、飲酒への誘惑を断ち切ることはできませんでした。

医療でもダメ、宗教でもダメといった日々の中でのある日、オハイオ州アクロンを旅行中にもう一度飲みたくなり、「何とかしなければ」と思ったビルは、電話帳をめくってオックスフォード・グループに所属していた外科医ロバート（ボブ）・スミスに電話をかけます。ビルとボブは出会い、「とりあえず一週間ばかり酒を飲まずにいよう。そうしたらまた会おう」と、それだけを約束して別れ、再び会いました。彼らは、「自分を救う最も良い方法は、他人を救うことだ」「そのためには、霊的な癒やしが必要だ」、そう考えて「アルコホーリクス・アノニマス」略して「ＡＡ」を始めました。それは一九三五年六月一〇日（月曜日）のことだったそうです。

▼12のステップ▲

実は、禁酒・断酒を誓う団体は当時のアメリカのみならず、日本でも各地にありました。しかし、大きな成功をおさめたのはＡＡでした。なぜＡＡが成功したのでしょうか。いろいろに考えられていますが、定説のようなものはありません。私が思うに、一つの要因は、「12のステップ」として知られる誓いと言いますか、指針と言いますか、そのような拠り所を確立したことにあるようです。

「私たちは○○であることを認めた」「私たちは○○を信じる」「私たちは○○を決心をした」、そのような短い文が十二あります。この「12のステップ」には著作権がありますので、許諾を得ずにここに載せることはできません。しかし、その後のいろいろな自助グループの指針になったものです。ギャンブル・アディクションの臨床で名高い森山成彬先生（作家の帚木蓬生先生）は、シンポジウムで私が「12のステップ」について質問したときに、「これは世界遺産と言ってよいものだ」とおっしゃっていました。

もう一つ、ＡＡが成功した要因は、余計なことをしなかったからではないかと私は思っています。ＡＡというのは、先に述べた「回心」のモデルを使っています。そうすると、「立派に生きること」を目指そうとして、人はいろいろなことを付け加えたくなります。しかしＡＡはそれをしませんでした。「アノニマス」というのは「匿名」という意味ですから、その集会では「自分は誰である」とは名乗りません。教授であるとか、医師であるとか、会社の役員であるとかいったような属性も、明らかにしません。新生には関係ないからです。12のステップに従って生きること以外の目的を持っていません。

▼日本の自助グループ▲

ＡＡはキリスト教的な色合いの強いものでした。日本でもＡＡを参考にして、一九五三年に「断酒友の会」が作られたのですが、家族や文化の違いがあってうまくいきませんでした。そこで、一九五七年に組織を改めた「東京断酒新生会」が誕生し、次いで一九五八年には高知県に「断酒新生会」が結成されました。これが大きく発展を遂げて、現在の「公益財団法人全日本断酒連盟」になるのです。

断酒連盟は、日米の文化や思想、宗教観の違いをよく検討しました。アメリカのキリスト教社会で成功したモデルを、そのまま持ってきてもダメだろうと考えたわけです。そこで「非組織」「匿名」「献金制」というＡＡの三原則を捨てて、その真逆の「組織化」「非匿名」「会費制」の運営方式を取りました。[7]

ただし、ＡＡのオリジナルな特徴を生かした団体（ジャパンマック）もあります。現在、アルコール以外にもさまざまな自助グループが活動しています。薬物依存には「ダルク」（ＤＡＲＣ）、ギャンブル・アディクションには「ギャンブラーズ・アノニマス」（ＧＡ）、ゲーム・アディクションには「オンライン・ゲーマーズ・アノニマス」（ＯＬＧＡ）があります。これを書いているときに、ＤＡＲＣの生みの親である近藤恒夫さんの訃報に接しました。謹んでご冥福をお祈りします。近藤さんに会われた方はいろいろな印象をお持ちだと思いますが、私の感じたことを言えば、実に詳しく最新の医学を勉強されていました。もちろん、近藤さんは日々の活動の中で、それを表に出されたことはなかったと思います。それでも、懐に包んでおられる知識は的確で膨大なものでした。アディクションと近縁の問題、たとえば摂食障害や、窃盗症（クレプトマニア）、性的強迫症など、医療や心理の手がまだ十分に届いていないところに、まず先に自助グループができ

表9-1　自助グループの比較

AA	断酒会
医療関係者と距離を置く	医療関係者と緊密な関係を取る
「役」が固定されていない	固定された「役」がある
部外者はミーティングに参加できない	部外者のミーティングに参加を許す
家族のためには別組織がある	夫婦同伴で参加する
「クラブ」が原型である	「家元」的特徴を持つ
宗教的雰囲気が言葉として表現される	宗教的雰囲気はあるが言葉としては表現されない
匿名である	実名を名乗る

（高橋，2007）

ています。

このような自助グループには、欧米のパラダイムをそのまま模倣した「普遍型」、欧米のパラダイムを日本的に変化させた「適応型」、欧米のパラダイムとは独立に成立した「独立型」の、三タイプがあると考えられています[8]。普遍型の典型であるAAと、適応型の典型である断酒会のそれぞれの特徴を、岡[8]に基づいて表示してみると、表9－1[5]のようになります。

▼自助グループのダイナミズム▲

自助グループには「出会い」があります。しかも、他人にはなかなか分かってもらえない体験を、共有できる「出会い」です。そこで新たな人間関係ができます。できますが、自助グループは本来「今、ここで」の出会いを大切にしているので、ミーティングが終わった後も、プライベートな領域までも、ずっとその関係を引きずっていくことはありません。したがって、「嗜癖的」な人間関係にはなり得ない。こういう特徴があります。

もう少し自助グループの働きを詳しく見てみると、自助グループには「わかちあい」「ひとりだち」「ときはなち」という、三つの基本的要素があるとされています。[9]

まず「わかちあい」。これは、端的に言って「悩んでいるのは私だけではなかった」という自覚のことです。実は家族の会でも「わかちあい」は起こりますが、本人がその場にいる自助グループならではの特徴として、「何が問題なのかを自分たちで定義する主体性」があります。

次に「ひとりだち」。これには、自己管理と社会参加という二つの側面があります。なぜ自助グループが自己管理の役に立つかというと、一つには、医学や心理学の専門の言葉を使わないから。もう一つは、「モデル」になる情報を提供してくれる人がすぐそばにいて、じかに話を聞くことができるからです。社会参加は、たとえばミーティングへの参加で時間のメリハリがつきますから、だらだらと一日を過ごしていることがなくなります。

そして「ときはなち」。これにも二つの側面があり、一つには、回りの人たちからああだこうだ言われて、自分をぐっと小さな箱みたいなものの中に閉じ込めてきた、その箱からの解放。もう一つは、自分自身で自分のやることに枠をはめて、「こんなことを思ってはダメだ」と「自己抑圧」みたいなことをやってきた、この抑圧からの解放です。

その解放力は、グループの中にとどまる場合もあるし、外界に広がって「社会の抑圧構造の変革をせまる運動」に発展することもあります。この後者については、「多くの自助グループは、そんなものを目標にしてはいないではないか」と思われるかもしれませんが、たとえば自助グループが電話相談を始めたとすると、既存の制度ではカバーしきれない機能を担うことになるし、行政と協力して地域の状況を変えることもできます。だから、「自分が変わる」ことと「社会を変える」ことは同じだ、と考えることができるのです。

第3節　自助グループの「曲がり角」

▼自助グループとシャーマン▲

自助グループは、「ただのお仲間の寄り合い」ではありません。ＡＡの歴史の中でビルとボブが伝説的に語られているように、やはり中核的な役割を果たす方がいます。その方は、決して医療者やプロのカウンセラーではないけれども、グループをまとめて集ってきた人々を導く、強い個性を持っています。とある自助グループとの出会いを、かつてドラッグに悩んだ青年はこんなふうに語っています。

「初代代表者である、通称スマイルは50歳になったばかりの小柄ながら豪快な感じの男だった。当時はクリーンが確か9年だった。当時は9年間もクスリをやめているなんて、本当にすごいと思った。‥‥とにかく明るく勢いのある人で『いいぞ、いいぞ』と言うのが口癖みたいな人だった。

欲求あるのか？『いいぞ、いいぞ』。苦しいのか？『いいぞ、いいぞ』という感じだ。何がいいのかさっぱりわからないのだけれども、明るく言葉をかけられたら、全然良くはないのだけど、何だかホッとしたものだ[10]」

こういう「スマイル」さんのような方がいるからこそ、自助グループは新生の場になります。なぜそう言えるのでしょうか。それは、自助グループを人類の医療文明史の中に位置づけてみたら分かります。中井久夫先生の論考に従ってそれを考えてみます[11]。

人が病んだとき、大昔はどうしていたかというと、一人で何とかしていました。薬草を食べたり、温泉につかったりしました。これを「一人治療文化」と言います。その次に、「家庭治療文化」の時代が来ます。「古代バビロニアには専門の医師が存在せず、人々は病人が家族に発生すると広場へ行き、そこで、似た症状の患者を看護治療した経験のある人を探し求めて尋ねた」のだそうです。

その次はどうなるのでしょうか。それは「小コミュニティ治療文化」、すなわち「通常の友人家族による精神衛生の維持に失敗したと感じた個人は、隣人に頼る」とあるように、周り近所の力を使うのです。最終的には、医師に医療行為が委ねられる「職業的治療文化」になるのですが、実は「小コミュニティ」と「職業的」の中間に、「内集団的」な医療の専門家が現れてくる段階があります。内集団というのは自分の所属する集団のことですから、その「お医者さん」はどこか遠くにいるのではなく、私たちの「ムラ」に一緒に住んでいます。しかし、誰かが病気になったり怪我をしたりすると、その人のところにみんなが行きます。

その人とは何かというと、シャーマンなのです。中井先生は人類学者フランツ・ボアズの説を引用する形で、「ただ祭祀を行う世襲のシャーマン」とは違う、「治癒力をもったシャーマン」が集団として存在していると言われます。そして中井先生は、AAを「内治療集団の現代版」と言っておられます。だから、自助グループに「シャーマン」的な人がいるのは、ある意味では当たり前のことなのです。

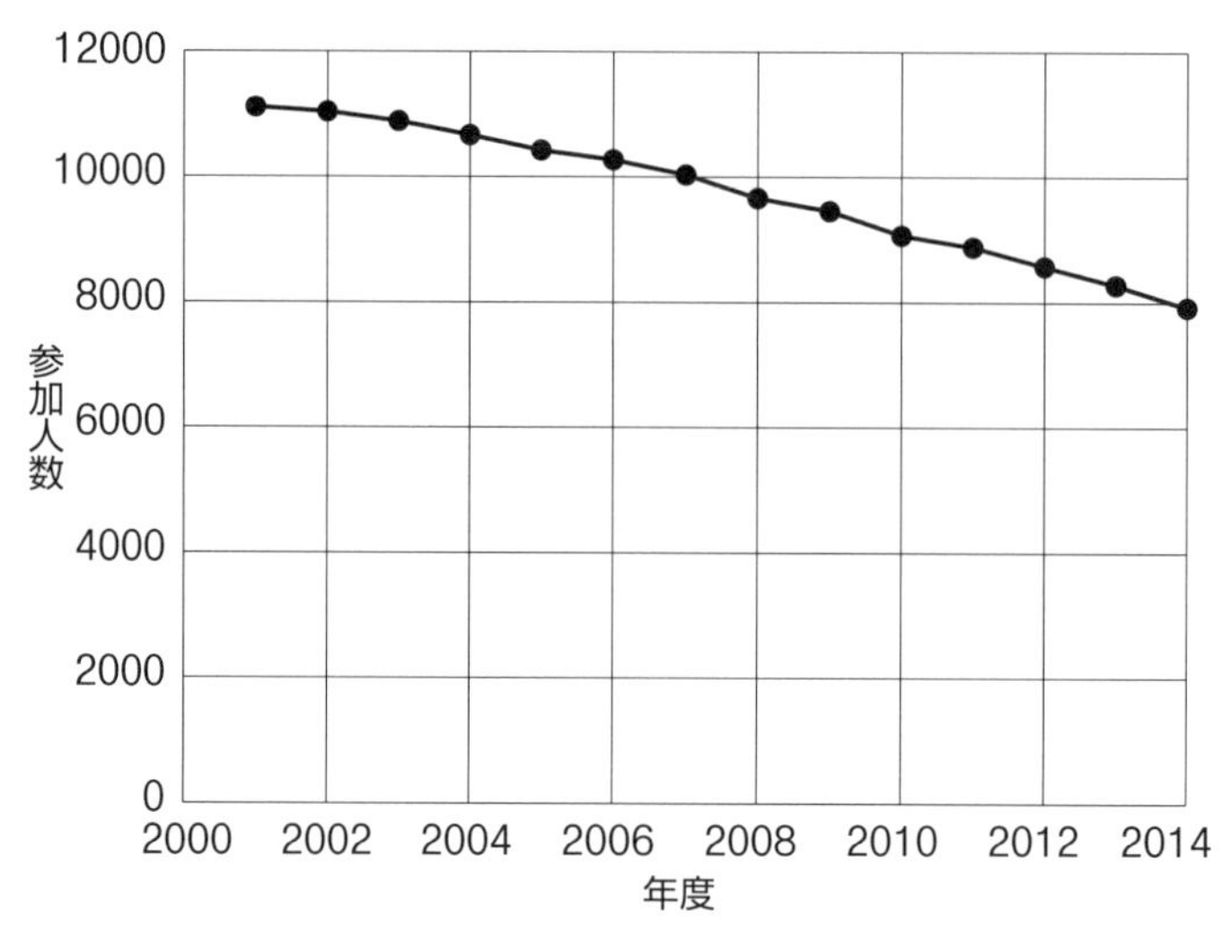

図 9-1　断酒会参加人数の変化（厚生労働省，2015）

▼自助グループの悩み▲

アディクションからの新生に、大きな役割を果たしてきた自助グループですが、このところ「曲がり角」に来ているように思えます。一口に「自助グループ」と言ってもいろいろなものがあり、それぞれの役割や課題は多様なので、「曲がり角」と一概に言うことには問題があるのですが、私が気になっていることをいくつか挙げてみます。

たとえば、断酒会がその典型なのですが、組織率、すなわち新たに参加する人の数が減っています。アルコール依存からの新生に大きな役割を果たしてきた「全日本断酒連盟」ですが、図9-1[12]に示すように、二十一世紀に入ってから会員数が減りました。ただし、女性会員の比率は少し増える傾向にあり、五%台から九%台に上昇しています。また、少し古いデータにはなりますが、毎年実施されている会員現況調査の二〇一四年までのデータを見ると、図9-2[12]に示すように、新しく参加される

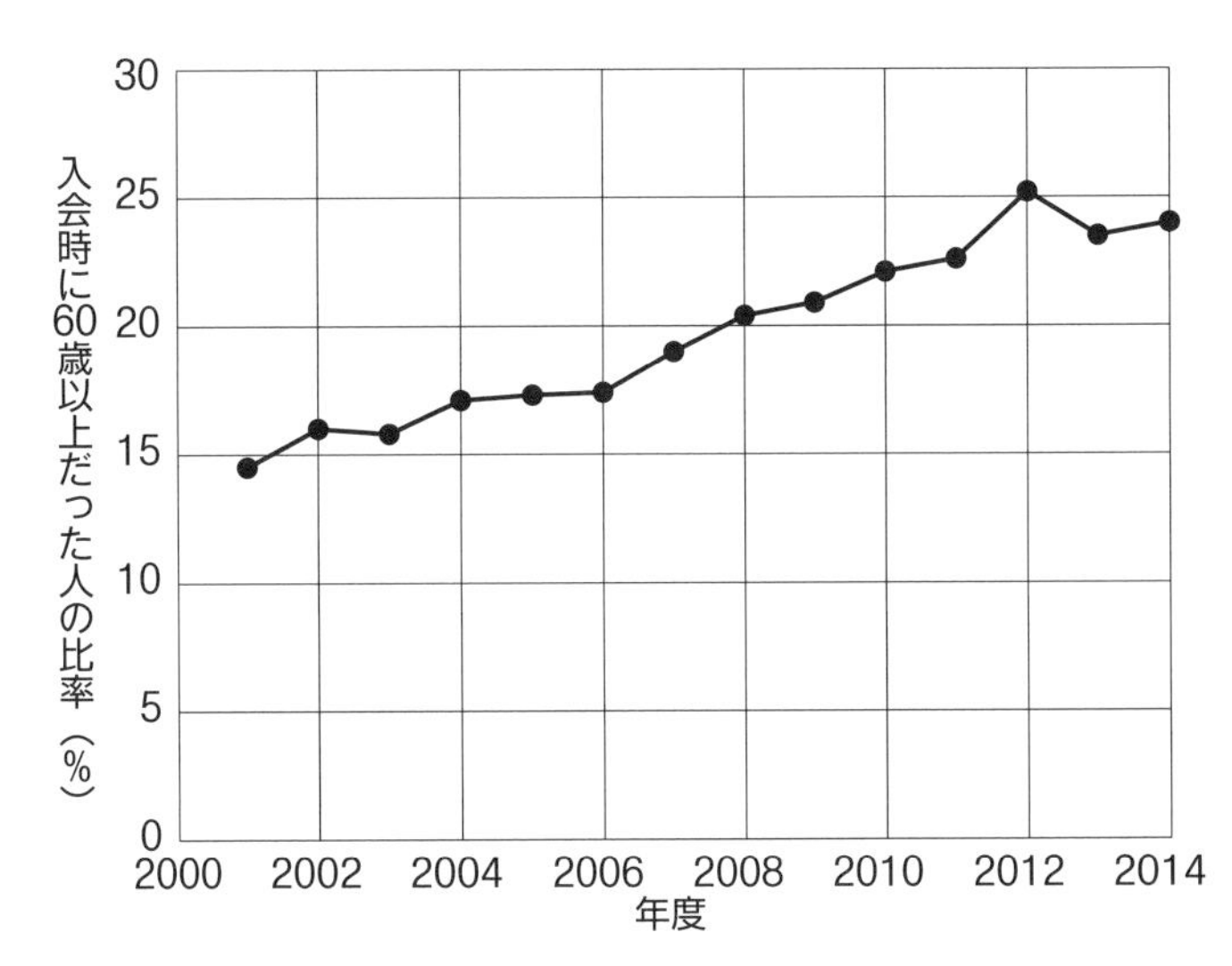

図 9-2　断酒会参加人数と年齢構成（厚生労働省，2015）

会員の中で六十歳以上の方が増えています。

ただし、これは当然でもあります。二〇一六年の「国民健康・栄養調査」のデータを見ると、「習慣飲酒」すなわち週に三回以上飲み、飲むと必ず日本酒一合以上になる人の比率は、五〇～六〇代男性の四〇～六〇％だったのに対し、一九八八年からの二十数年間で、二〇～四〇代までは「習慣飲酒」をする人の割合が顕著に減っています（図9-3）[13]。

断酒会の組織率が低下したことの一つの問題は、アルコール依存からの新生を目指す人々にとって、「行き場所」がなくなってしまったことですが、それだけではありません。組織率が低下すると、自助グループの中にいる人たちが困るのです。自助グループは誰のために役立っているかというと、「新しく来られた人々」や、「参加し始めてから日の浅い人々」ばかりではありません。「お世話役」の人々、ある意味でサポーター役の人々、すなわち先に述べたシャーマン的な人に対する意味が大きいのです。

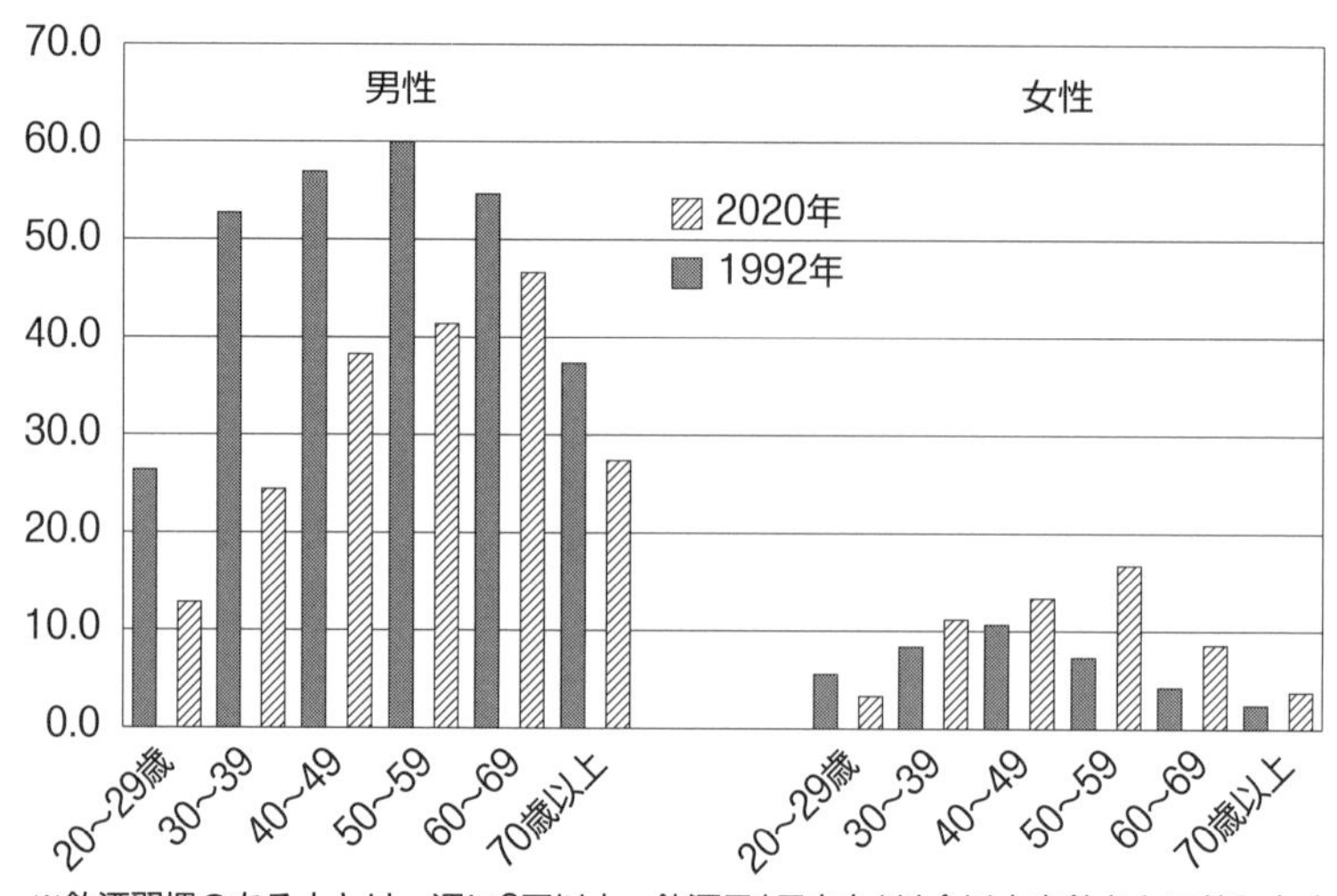

図 9-3　飲酒習慣のある人の年代別割合（依存症対策全国センター）

自主的なグループの中で「お世話役」を果たすことができると、他の人を支援できるという自覚や、集団の中で自分の役割を果たす役割があるという自覚が生まれます。それが、自分の価値の再認識と生きがいの源泉につながって、主観的な健康感を支えているのです。[14]だから、自助グループが下火になってしまうと、「現に今、グループにいる人たち」が困るのです。

では、どんどん新しい人が来たらよいのかというと、実はそうでもありません。自助グループが良質で安定的なコミュニティとして作用するためには、メンバーがあまり入れ替わらないほうが良いのです。医療や心理の専門職にもよく知られている大きなグループには、絶えず新しい人がやって来ますが、離れていく人も多いのです。そうすると、運営に関わる少数の「ベテラン」と、その他の人々との間に乖離が起こります。[15]新しい人に来て欲しいのだが、そうすると組織が不安定になってしまう。断酒会はそういうジレンマを抱えています。

▼自助グループの効果▲

こうした組織力だけが問題なのではありません。このところ海外の文献には、自助グループの治療効果を実証的に検討したものが増えました。ですが、それがなかなか苦戦しているのです。ただし、私の調べた文献の多くが、「自助グループ」そのものというよりも、「12のステップ」に沿った介入の効果を検討したものです。また、ここで言う「治療効果」は、たいていは短期的で、長いものでもせいぜい一年ぐらいのタイムスパンのものです。しかもその指標が、「ドラッグの再使用」とか「断酒期間」といったように、数字で明確に答えが出てくるものに限られている、という限界があります。

そういう限界があることを知ったうえで、いくつか文献を調べてみると、「12のステップ」の治療効果はどうもはっきりしません。たとえば、アルコール依存の自助グループに属している人は、そうでない人よりもたしかに社会的に活発ですが[16]、効果のほどはというと、AAの効果を調べた七四件の研究をメタ・アナリシスにかけてみると、どれも統計的なパワーが足りません[17]。

こういう指摘を受けて、近頃は試験デザインに気を配った論文が増えました。しかし、AAや12ステップは、アルコール依存からの回復に効果はないとか[18]、覚醒剤依存からの回復には、まずもって明確なエビデンスが得られた治療を行い、それに「12のステップ」に追加(アドオン)したほうが良い[19]、12のステップも悪くはないが、社会的なスキルのトレーニングと同じぐらいの効果で、どっちが良いとも言えない[20]、治験のデザインで調べると、アルコール依存からの回復に12のステップは効果がない[21]など、さまざまな報告があるものの、どれも自助グループの「効果」をしっかり確認できたものではありません。

現在のところ、12のステップや自助グループは、「やめたい」と思い、そのための助けを自ら求めている人には「悪くはない」けれども、唯一の方法ではない[22]、という見解が落としどころのようです。

しかし、そもそも自助グループとは、「治療効果」を求めて参加するような団体なのでしょうか。それを「エビデンス」として示すべき団体なのでしょうか。

エビンデスというものは、雨水のようにデータが溜まれば、「取れた」と言えるものではありません。実験群と対照群を設定します。実施期間を設定します。治療効果を判定する尺度を選定します。まずこの「対照群」の設定が可能なのでしょうか？　質の良い対照群であるためには、自助グループに参加されている方々と年齢、性別、アルコール等の使用歴、重症度を揃えなければなりません。また、対照群に割り当てられた方々には、自助グループと同じ頻度で同じ回数だけ、しかも自助的ではないミーティングをします。

実施期間はどうしましょう？　効果の判定の尺度はどうしましょう？　そのほかにもいろいろと設計の要点があります。こういう科学的な効果判定の仕組みに、自助グループは「乗る」ことができるのでしょうか？

このところ、自助グループは医療を補完するものだ、というような意見が聞かれ、自助グループの活動にも、たとえば動機づけ面接や、認知行動療法や、社会生活技能訓練（ＳＳＴ）のようなことを取り入れたらどうだろうという話を聞きます。実際、小規模作業所の認可を受けようと思えば、お役所にそういう「エビデンス」を持っていかなければいけないのかもしれません。けれども、それはなにか、自助グループ本来の良さ、味わいの深さ、自助グループの最も自助グループらしいところを、捨ててしまうことになるのではないかと私は懸念しています。

第4節　人とつながる「開かれた」心

▼肩の力を抜いて▲

自助グループにつながっていると、どんな心の変化が起こるのでしょうか。それを知りたい気持ちはあるかもしれませんが、自助グループの方々を軽々に研究の対象にしてはいけません。当事者と、当事者に親しい人でなければ、分からない心の機微があります。私も、十分気をつけたつもりでしたが、ちょっと不注意なことをやってしまって、関係の方から厳しく叱られたことがあります。そういう難しさのあるなかで、自助グループの方々と十分な時間をかけて、十分な信頼関係を築き、胸襟を開いて語ってもらえるようになった後で、アルコール依存からの新生の道を歩んできた方々の心を聞いた仕事があります[23]。

このときに見たのは「自己意識」の変化です。自己意識というのは、当たり前ながら、自分自身に向けられた意識、ある意味でメタ認知そのものです。自己意識には、自分自身を内省したときに生まれる「私的自己意識」と、自分が他者の目にどう映っているかを気にする「公的自己意識」の二つがあります。

この研究では、信頼性と妥当性が検証された質問紙を使って、二種類の自己意識が時間を追ってどのように変化するかを調べています。時間は断酒期間に応じて「1年未満」「1年以上3年未満」「3年以上5年未満」「5年以上10年未満」「10年以上20年未満」「20年以上」の六期に分けています。有効回答数は二二一人と、まず十分な数でしょう。

その結果は、図9‐4[23]のようになりました。私的自己意識はいったん上がりますが、4期すなわち断酒5年以上になると、すっと下がって行きます。公的自己意識は最初のうちこそ高い値を示しますが4期でやや上昇傾向を見せるものの、一貫してぐんぐん下がります。これはどういうことでしょうか。まず、私的自己意識から考えると、自助グループのミーティング経験五年ぐらいまでの間は、盛んに「自分とは何か」が気になるのでしょう。また、公的自己意識を考えると、やはりミーティングでたくさんの人に出会い、自分が他者の目にさらされるわけですから、最初は「自分はどう見られているのか」が気になるでしょう。ところが、断酒の期間が長くなり、ミーティングの経験も豊かになるに連れて、これらが下がってきます。その気持をざっくりと言ってみると、「自分のことなんか、あまり気にならなくなる」なのです。

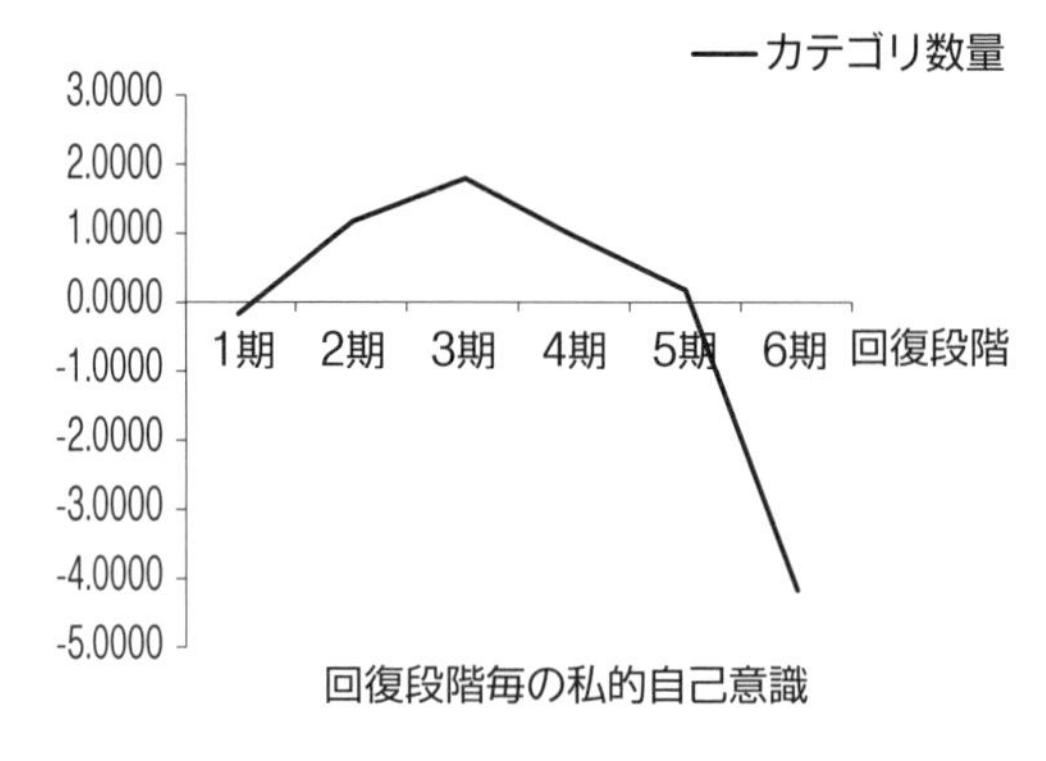

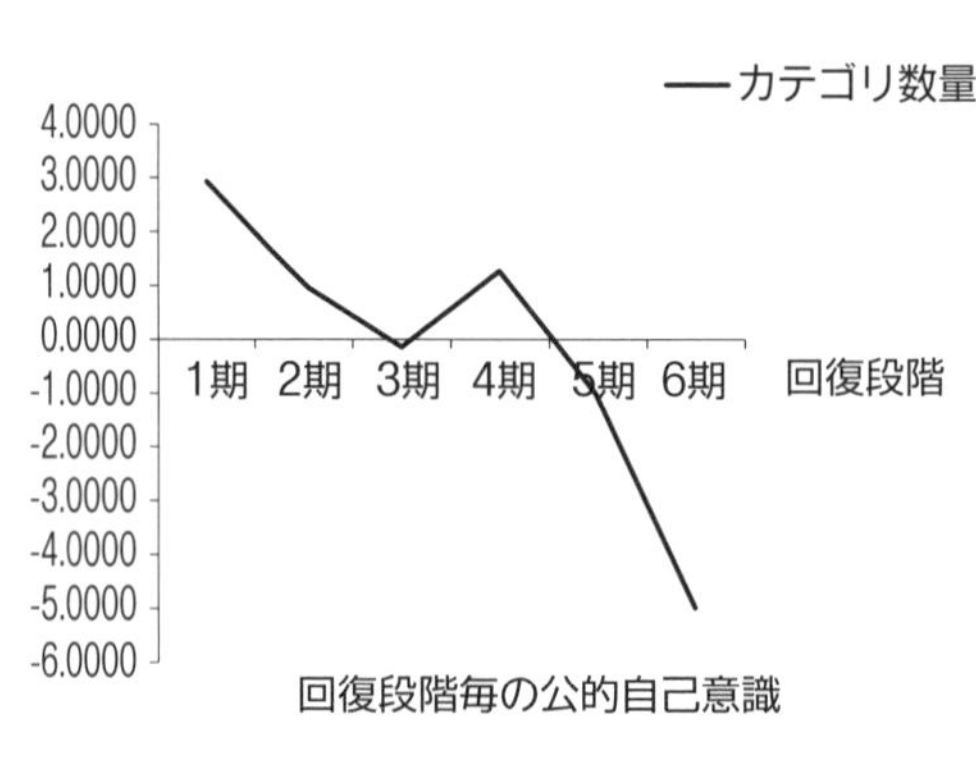

図 9-4　回復段階毎の自己意識の変化（若林，2016）

　これは実に貴重な研究結果です。「自分」というものが、アルコールの縛りからだんだん離れていきます。それにつれて、自分自身に集中していた意識、すなわち「このオレをどうしてくれる？」「オレはどうしてこんなになっちまったんだ?」というようなことが、気にならなくなるのです。私を追いかけてきた「自分」の呪縛が薄れていく、肩の力が抜けていくのです。

▼暗い心の存在意義▲

ここで、私は話をもう一度、本書に手をつけ始めたときの原点に戻そうと思います。こういう考察に取りかかった動機は、アディクションとされる人々が感じたり考えたりしていることを了解したい、ということにありました。心理学を勉強し始めた頃のことを思い出すと、私は不安だったし、不満でもあり、自分で自分に「折り合いをつける」のが難しいと考えていました。私の学んだ心理学は、そういう気持ちに直球を投げてくれるものではなかったが、まわりくどい変化球を受けながらも、それなりのことを考えてきたつもりではありました。

しかしながら、この章でここまで考えてくると、私はいつしか自分の原点から離れて、「こうすれば良いのではないですか?」「こっちの水のほうが甘いですよ」と、「その人々」に呼びかけているような気がしてきました。私もまた、明るい生き方、前向きな生き方、生産的な生き方を「良い」と思っている点で、青年の私が「敵」とみなして反発を覚えていたような人々の側に、いつしか立つようになってしまったようです。

この複雑な社会で、この複雑な心を抱えて生きる私たちにとって、どんな心のあり方が「良く」、どんなのが「良くない」か、どんな考えが「ポジティブ」でどんな考えが「ネガティブ」か、そういうことは簡単には言えないはずです。本当は、そこを考え詰めるのが、心理学の仕事だったのではないでしょうか。しかも私たちは、オペラント条件づけとレスポンデント条件づけという、強力な行動変容技法を開発してしまいました。「何が望ましいのか」について悩まず、「これ」と決めてしまえば、人の行動をそこに持っていくことは簡単です。

私はここで、山中康裕先生が「内閉論」と自称された考え方を思い出します。これはもともと、不登校のお子さんたちの臨床から生まれた概念で、山中先生はそのエッセンスをこんなふうに述べておられます。

「すなわち、私の考えでは、彼らが学校へ行かないのは、いろいろと外的事情や外的理由もあろうが、ひとまず、彼らの内部にも、それなりの理由があるからだ、とするのである。その理由とは、彼らが彼らの内部で、しておかなければならないことがある、と見るのである。無論、その本当のところは分からないのだが、とりあえず、たとえば、彼らが、『自分』を成すのに必要な何か、を作り上げるのに、何か足りない、と感じている、としよう。その『何か足りない』として、立ち止まった姿が、外的に見ると、『不登校』なのだ、と見るのである[24]」

アディクションも、心の鏡に映してみると、今、これをやらなければならない理由がある、それを覆い隠して新しい行動習慣を作っても、積み残した「理由」は必ず繰り返して姿を現す、それを私たちは「再発」、「再燃」と呼びます。しかし、その「理由」というものは、自分でも明示的に気づいていないかもしれないので、すっかり「棚卸し」することはできないでしょう。となると、ちょいと傷を持ったまま、心には影を残したまま、とりあえず活動時間中は、人間らしい格好をした何かを演じていれば良いのではないでしょうか。

▼他者と共に生きる▲

私の郷里は、日本のどこにでもあるように、高齢化と過疎が進んできた小さな地方都市です。もともとは漁師町で、海が時化（しけ）て漁に出られないとき、漁師さんたちはバクチをしました。考えたら、漁にはギャンブルみたいなところがありますから、バクチに馴染むのは特に不思議なことではなく、不都合なことでもありませんでした。

さて、その漁師さんたちも歳を重ね、だんだん仲間は彼岸に渡ってしまい、海辺に出ても、護岸工事で無機質なコンクリートの塊が連なるばかりです。その郷里で人づてに聞いた話ですが、引退した高齢の漁師さんで、だんだんお酒の量が増え、ついに「アル中」の診断を受けてしまった人がいました。それで、「アル中をなおす人々の『お集まり』があるから出てみなさい」と言われたらしいです。行ってみると、なかなか楽しい。

その話を聞いた私は、それは自助グループかもしれないと思い、「じゃあ、酒はきっぱりとやめたんだね」と聞いてみると、「いや、ときどき飲んでおる」とのこと・・・。ええっ？と思いましたが、お仲間ができたことによって量はぐんと減ったし、回数も減ったそうです。「もう、昔みたいには飲めんようになったからのう」。ですが、ときどき少し飲むのも楽しい。「お集まり」でみんなと話すのも楽しい。話し相手もできたし、ちょっと遠いところにあるから、そこまで通うのがいい運動になる。

人づてに聞いた話ですから、この「お集まり」が自助グループなのかどうか、私にははっきりしたことは分かりません。この方はたしかに、ある見方をすれば「断酒に成功していないケース」ではあります。けれども、「これでもいいのではないかなあ」と思ってしまいます。

自助グループは、ゆるい集団であっても良いのではないでしょうか？「わかちあい」「ひとりだち」「ときはなち」という三つの機能が担保されているかぎり、それは古典的な自助グループでなくても良いのではないか、もっと身もふたもなく言うと、一つの団体がこれら三つの機能を全部備えている必要はなく、たとえば私は趣味のサークルで「わかちあい」を経験し、ボランティアのサークルで「ひとりだち」を味わい、SNSで「ときはなち」を経験する、こんなことがあっても良いのではないかと思うのです。

とりわけ、現代の若い人々は、新しい人間関係を築くことや集団に所属することに対して、躊躇と葛藤を感じています。新しい人間関係を築くのもオペラント条件づけですから、敷居の低いことから少しずつやったら良いと思います。

▼他者のために生きる▲

私たちは、「他者と力を合わせて共有された目標を達成する」存在です。私たちは、他者と意図を共有することができます。他者と共有された目標のために、自分と他者の行為を相互に作用させることもできます。どうしてこんなことが可能になったのかは、進化心理学や発達心理学の大きなテーマです[25]。そこで言われているのは、人類は一人では生きていけないということ、他者に依存し、他者と力を合わせなければ、生存の難しい動物だということです。私たちは、自分自身のためではなく。誰か他の人のために生きることができたときに、大きな喜びを感じます。

考えたら、ＡＡを始めたビルとボブも、「他の人のためになることをしよう」と思い立ち、それで自分自身も救われたのでした。しかしながら、それは楽しいこととは言えないでしょう。他者の不安が自分の不安になり、他者の怒りが自分の怒りになるわけですから。ですから、前章で見たように、メタ認知を育てて、自分をしっかり保つことは必要です。「自分」が存在してない相互扶助のマネごとや情動の共有は、嗜癖的な人間関係につながり、結局は、片方が抱えていたアディクションの問題は、その狭い人間関係の中でしか解決できない、そういう「仮初めの紐帯」に至ってしまうでしょう。

私と、あなたと、その他の人々とで構成される三項関係、それぞれが独立し、お互いに過度に寄りかからず、それでも何か互恵的な関係を保っている状態が良いのです。もしかしたら、「他の人のためになることをしよう」という営みの得意すぎる人が、他者の意図を敏感に読み取って、「生きづらさ」を育ててしまったのかもしれません。

ですが、それは実は優秀な人です。その優秀さのせいで、「自分」と「あの人」の紐帯だけが大きくなった可能性があります。世間には、あなたと過去の辛さを共有できる人もいるけれども、未来の楽しさを共有できる人もいます。少し肩の力を抜いても良いでしょう。あなたは、たった一人のかけがえのない存在ですが、世界全体から見たら、わずか七十七億分の一の存在でもあります。しかし、七十七億分の一の存在であるからこそ、あなたはかけがえのない存在なのです。そうは思いませんか？

第10章 アディクションと文明・人間

第1節 アディクションのルーツ

▼化学物質使用の歴史▲

人類は、身近な植物から栄養のあるものを見つけ、食べ物として栽培しました。また、傷を癒やしたり痛みを鎮めたりする成分のある植物を見つけ、医薬品として使いました。陶酔感を起こしたり幻覚を見せたりする植物を見つけ、宗教的な祭祀に使いました。これら三つは、人間の行動としては大差のないこと、ほぼ同じ行動です。「アルコールは植物ではないではないか」と言われるかもしれませんが、古代エジプトの記録を見ると、麦芽の粉を水でゆるくこねて「麦芽パン」を作っています。そのときに甘い麦汁ができます。そこに空中の酵母が飛び込んで自然に発酵するとビールになるのだそうで、パンを作る工程とビールを作る工程は重なっていたわけです。[1]

たばこは、北米の先住民が宗教儀式に使っていました。最近の研究では、およそ一万二〇〇〇年前からたばこが使われていたことが分かっています。[2] ケシの花からアヘンを採取する方法は古くから知られ、アヘンは古代バビロニアやエジプトで医薬品として使われていました。覚醒剤のルーツは、「麻黄（マオウ）」という漢方の風邪薬です。コカインが採れるコカは、南米大陸に自生する常緑の低木で、古代インカの人々はコカの葉を噛んで元気を得ていました。

乱用される化学物質の歴史は実に深いです。昨日や今日生まれた新参ではありません。「デザイナー・ドラッグ」などと呼ばれる新参品は、古来の品を模倣したものです。

▼ギャンブルの由来▲

今度は「行動のアディクション」について考えます。その代表であるギャンブルもまた、とても由緒正しい、古い、深いものです。

まず西洋のことを考えますが、古代ギリシャではヘルメス（マーキュリー）が、「賭博の神」とされていました。ヘルメスはご覧のように、翼の生えたサンダルを履いています（図10-1）。幸運はすぐに飛んでいってしまうのでしょう。ヘルメスはゼウスの末子です。なかなか知恵があり、悪知恵だと思いますが、アポロンの牛を五十頭も盗みました。ところがその牛を後ろ向きに歩かせて、足跡の隠蔽工作をしたのです。

ヘルメスが面白いのは、賭博の神だけではなく、旅行の神でもあり、交易の神でもあることです。考えた

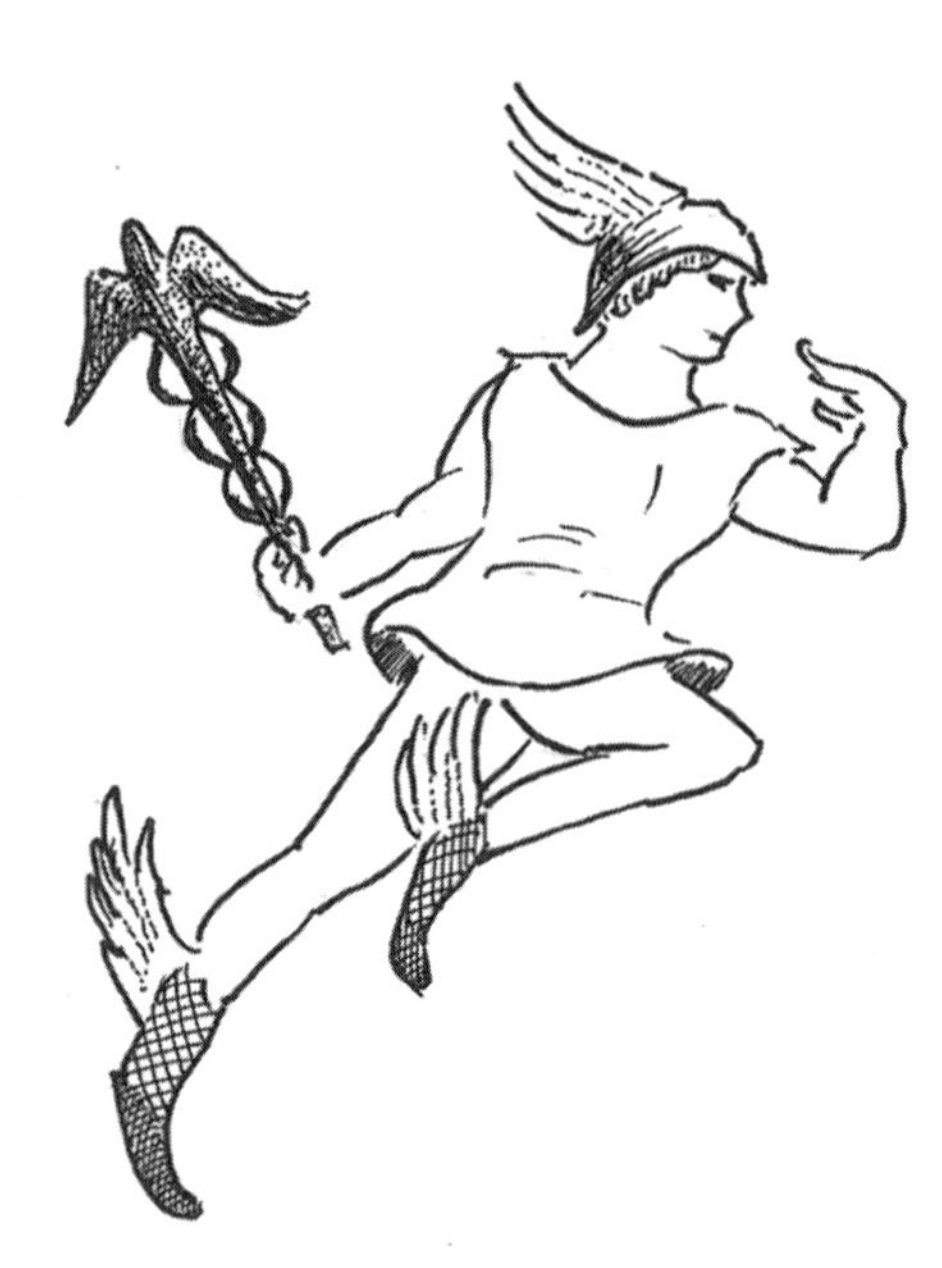

図 10-1　ヘルメスのイメージ図

ら、昔の旅は危険がいっぱいです。病気になるかもしれないし、雪崩に遭うかもしれず、追い剥ぎに襲われるかもしれません。無事に目的地に着くことができるかどうかは、「賭け」だったわけです。交易も同じです。苦労して運んだ産物が、高値で売れるとは限りません。船が難破して無一物になるかもしれず、誰かがもっと安くて良質なものをすでに売っているかもしれません。もちろん、大儲けをするかもしれないから、これまた「賭け」でした。

今度は日本です。大昔からギャンブル・アディクションが問題になっていたとみえ、ご存知の方も多いと思いますが、『日本書紀』巻三十、持統天皇の三年（西暦六八九年）に、「己酉朔丙辰（十二月八日）、禁断隻六」と書いてあります。双六の禁令です。当時の双六はバックギャモンのようなゲームだったそうで、宮中の業務が停滞するぐらい流行していたのでしょう。この時

表 10-1　遊びの特徴

あるはっきり定められた時間、空間の範囲内で行われる
自発的な行為もしくは活動である
自発的に受け入れた規則に従っている
いったん受け入れられた以上、その規則は絶対的拘束力を持つ
遊びの目的は行為そのものの中にある
緊張と歓びの感情を伴う
日常生活とは別のものという意識に裏付づけられている

（ホイジンガ，1973）

代は壬申の乱や大津皇子の反乱を経て、律令制が徐々に整っていく時代ですね。

その双六は、唐から日本に渡ってきました。唐には、シルクロードを伝わって中央アジアから渡ってきました。その中央アジアには、東ローマ帝国から渡ってきました。そのローマ帝国には、古代エジプトから伝わったらしいです。

▼文明と「遊び」▲

このところ問題のゲーム・アディクションですが、ゲームを「遊び」と考えると、その由緒も正しく、文明そのものだという見解があります。

これはオランダの歴史家、ヨハン・ホイジンガが一九三八年に唱えた説で、ホイジンガにとっては命がけの著作だったかもしれません。ホイジンガによれば、遊びにはこのような特徴があります（表10-1）[3]。この特徴を持っているものは、何かを先入観にとらわれずに考えてみると、まずはスポーツがそうです。国会討論もそうですから、結局は政治も「遊び」です。科学の研究もそうですから、学問も遊び、映画や音楽会もそうですから、芸術も遊びの一種です。人間がある約束事をして文明社会の中で制度化してきたものの中で、ホイジンガの「遊び」に当てはまらないことを探すほうが難しいほどです。

ホイジンガは、このように「遊び」をとらえ直すことによって、文明論の再構築を試みました。これが命がけの著作だったかもしれないと言うわけは、ホンジンガは遊びのように見えて実は遊びではないことを、鋭く批判しているからです。彼が「小児病」と呼んだその特徴は、ユーモア感覚が欠如している、反感を秘めた言葉に対して誇張的な反応をする、物事にたちまち同意してしまう、「他人」に悪意ある意図や動機があると邪推する、「他人」の思想に寛容でない、といったことです。これは、その当時不気味な姿を現しつつあった、ソビエト連邦やドイツなどの独裁政治体制への批判でもありました。ホイジンガは実際、ナチスがオランダに侵攻してくるとライデン大学学長の職を解かれ、軟禁状態に置かれました。終戦の直前に他界していますから、命がけの主張だったように思うわけです。

文明の諸相が「遊びである」とする認識を持つことによって、私たちは本来的な面白さ、自由、約束の尊重、真剣味などで彩られる活力を取り戻すことができるのではないか、とホイジンガは言いたかったのかもしれません。

第2節　近代社会とアディクション

▼場の喪失▲

このように、人間が文明を作ってきた心の「根」のようなところに、アディクションの「芽」があります。

その「根」はいつ、何が起ったときに、大きく育ってしまうのでしょうか。化学物質を例にとると、その答えは比較的簡単に導くことができます。それは、伝統的なコミュニティの中で宗教儀礼や祭祀に、あるいは民間医薬的に用いられてきた植物が、そのエスニックな出自を離れ、西洋を中心とする近代の文明社会の中に投げ込まれたときです。

時期的にそれが早かったのは、たばこでしょう。一四九二年にコロンブスがアメリカ大陸を発見してからほどなくして、たばこはヨーロッパにもたらされます。たばこはニコチンの依存性ゆえに急速に世界に広まったと思われがちですが、実はそうではありません。喫煙習慣が普及したのは十九世紀末にマッチが発明され、第一次世界大戦後に紙巻たばこの工業生産が始まった後からです。人類史の視野で眺めると、ごく最近のことだったと言えるでしょう。その普及と平行して、肺がん死亡率の急激な上昇が報告され始めました[(4)]。

たばこの次はモルヒネでしょう。一八〇四年、ドイツの薬剤師ゼルチュルナーが、アヘンからモルヒネを単離しました。これによってモルヒネは、ケシが伝統的に使われていた地域文化から切り離され、純粋な白い粉になります。この「粉」のすぐれた鎮痛効果は、十九世紀半ばの注射器の発明とあいまって、アメリカの南北戦争で大々的に使われ、兵士たちの間にアディクションの問題を引き起こしました。

このほか、コカインやカンナビノイド類[*1]のことを考えても、もしも、それらが伝統的に使われていた地域の生活の環から出なかったら、大きな問題は起こしていなかったことでしょう。そこから切り離され、忙

*1 大麻（アサ）の未熟果穂を含む枝先および葉に含まれる、炭素数21の化合物群の総称。主要なカンナビノイドとして、強い中枢作用を有するΔ^9-テトラヒドロカンナビノール、強い抗けいれん作用や薬物代謝酵素阻害作用を持つカンナビジオールなどがある[(5)]。ギリシャ語で「麻」を示す kannabis が語源とされる。

しく、あわただしく、ホイジンガ的な「小児病」に悩まされ、疲れている私らの日常生活に放り込まれたときに、アディクションという問題が起こります。

これは昔話に限ったことではありません。現にそのことが今、この地球上で起こっています。舞台はアフリカ、主人公は「カート」、エチオピアでは「チャット」、ケニアでは「ミラー」と呼ばれる常緑樹の葉です。カートの葉にはカチノンという化学物質が含まれていて、その作用は覚醒剤に似ています。[6] エチオピアのチャットは、主に東部で、古くからイスラム文化に組み込まれ、宗教儀礼や贈与交換の儀礼などに使われ、週末に親しい友人たちとくつろいで過ごすときの社交にも、一役買っていました。チャットの葉は鮮度が落ちやすいので、長距離輸送ができなかったのです。したがって、生産も消費もエチオピア東部に限定されていました。

しかるに、二十世紀末になると道路交通網が整備され、長距離輸送が可能なトラックが普及します。現金経済も浸透します。こうなると、チャットは輸送コストや流通マージンなどを加味してさまざまな値段のつく、「商品」になります。実際、二〇〇八年には、アジスアベバで六種の銘柄が流通していたそうです。そうして、生産地の人々には現金収入源になります。加工の過程でも新たな雇用を生み出します。

ところで、エチオピアの都市部には、キリスト教を信じる人もかなりいます。私たちの知っているプロテスタント各派に加えて、「エチオピア正教」というキリスト教もあるのです。この方たちはイスラムの風習は「異教の習慣」であるとして良く思っていませんから、カートの使用は恥ずべきこと、悪習と思われるようになってきたのです。

こうして世界に新たな「アディクション問題」が生まれました。

▼アディクション・ビジネス▲

なぜ、アディクションの「芽」を古来の、由緒正しい、狭い範囲の文明にとどめておかないで、「単品」「純品」として近代社会に持ち込むのでしょうか。その理由はおそらく簡単で、儲かるからです。

アディクションの対象になる行為は、いつの間にかその頻度が増えてしまう、という性質があり、その増えた状態に心身が適応すると、常にその状態を維持するように「渇望」が生じます。これはすでに言い尽くされた議論なので繰り返しませんが、ものを売って儲けようと考える人たちが、ここに目を付けないわけがありません。もちろん、私は商売をしている人たちを悪く言うつもりはないのです。ものを売る秘訣、リピーターを増やす作戦、ブランド・ロイヤリティを高める工夫、こういうことはみな「ちょいアディクション」かもしれず、それを考えてないメーカーやマーケターはありません。

商売の人たちだけではありません。安定した財源が欲しい国や自治体は、必ずアディクションに目を向けます。酒に課税することは、我が国では明治四年（一八七一年）に始まりました。新政府の発足とほぼ同時です。ところが日清戦争後、ロシアとの開戦の機運が高まると、戦時の財政受容を満たすように相次いで税法の改定が行われます。明治三〇年代には、酒税は地租を抜いて国税収入の第一位になるのです[7]。たばこが専売になったのも明治三十一年（一八九八年）で、やはり戦争と関係がありました。専売でなくなった現在、たばこ税は消費税の一種という扱いですが、平成一〇年（一九九八年）に「たばこ特別税」というものが作られて、昔の国鉄が抱えていた莫大な負債を支払うのに使われています。公営の「競技」、すなわち競馬、競輪、競艇といったものは、だんだん売上が減ってきて、そのために、たとえば馬券をスマホで買えるようにしたり（これは「買う」とか「賭ける」とかは言わず、「投票する」と言うのです）、競輪場の閉鎖に伴う地方自治体の損失を誰が補填するのか、という議論が起こったりしています[8]。

ここで、当然ながら、「アディクション・ビジネスなどというけしからんものは全廃してしまえ」という声が起こるのは理解できます。ところが、先に見たように、アディクションの根は人類の文化の始まりに突き刺さっている、この撲滅には強力な独裁体制が必要です。現にそれを志向している国もあります。次に、けしからんとはいえ、税収のかなり大きな部分を占めるわけなので、撲滅したあかつきにどんな暮らしぶりになるのか想像しなければなりません。こういうわけで、たとえは世界保険機関（ＷＨＯ）は、酒税やたばこ税をもっと上げて、増えた収入をアディクション対策に使ったら良いと言っています[9]。

▼健康という思想▲

アディクションの問題をなぜ放置してはいけないのかというと、言うまでもなく、それは私たちの心身の健康を蝕むからです。ところが、この「健康」という、誰もが望ましいことと思っている考え方も、組織的な国家レベルの課題になってきたのは近代、すなわち産業革命以後のことです。

機械的大工業の時代が始まると、都市化が進んで人口が密集します。そうなると貧困、不潔、疾病という悪循環が避けられない問題になり、まず十九世紀初頭のイギリスで、「公衆衛生活動」が起こります。一八三三年の工場法には、児童の雇用禁止、青少年の労働時間の短縮と夜間労働の禁止、工場監督官制度の創設などが謳われました。

ちょうどこの頃に、「アルコール問題」への対策も考えられるようになるのです。すなわち、イギリスで飲まれるお酒というと、船員たちを中心にしたラム酒などのスピリッツが多かったのですが、これらはアルコール度数も高く、肝臓疾患も起こしやすい。そういうことで、労働者階級をスピリッツから切り離す方策として、ビールの販売を奨励する「ビール法」が作られます。一八三〇年のことです。ところが、ビールを飲むようになってもアルコール問題は減らないので、一八五四年に日曜日のビール販売時間を制限する「日曜ビール法」が作られました。この背景は健康問題だけではありません。「日曜は聖なる日である」という清教徒の運動と同期しています。それで議会を動かしたのです[10]。

十九世紀後半から、アメリカでも盛んに禁酒運動が起こります。これがご承知のように一九二〇年のいわゆる「禁酒法」、合衆国憲法修正第18条に結実するわけですが、この背景は健康問題ばかりではありませんでした。当時のビール醸造業者にはドイツ系移民が多く、ドイツは第一次世界大戦でアメリカの敵国になりましたから、醸造業に携わる人々への風当たりが強かったのです[11]。

ところで、飲酒するために国境を越える人が増え、さらには密造が盛んになり、裏社会の勢力を大きくしたというような理由で一九三三年に廃止される禁酒法ですが、この時代のアメリカ国民のアルコール消費量を見ると、図10 - 2のように、禁酒法が施行された後では減少し、撤廃されると増えています[12]。すなわち、国民の全般的アルコール消費量を抑えることが目的だったとすると、禁酒法は成功していたと言えるのです。

このデータから分かるように、政策としてアディクション対策を行う場合、その目的を明確にしておく必要があります。日本のお役所の文書はうねうねして、ある政策の目的をうたう箇所も「XXをし、YYをし、もってZZZを図る」みたいな、何をやりたいのかわけの分からないものがあります。あれではあら

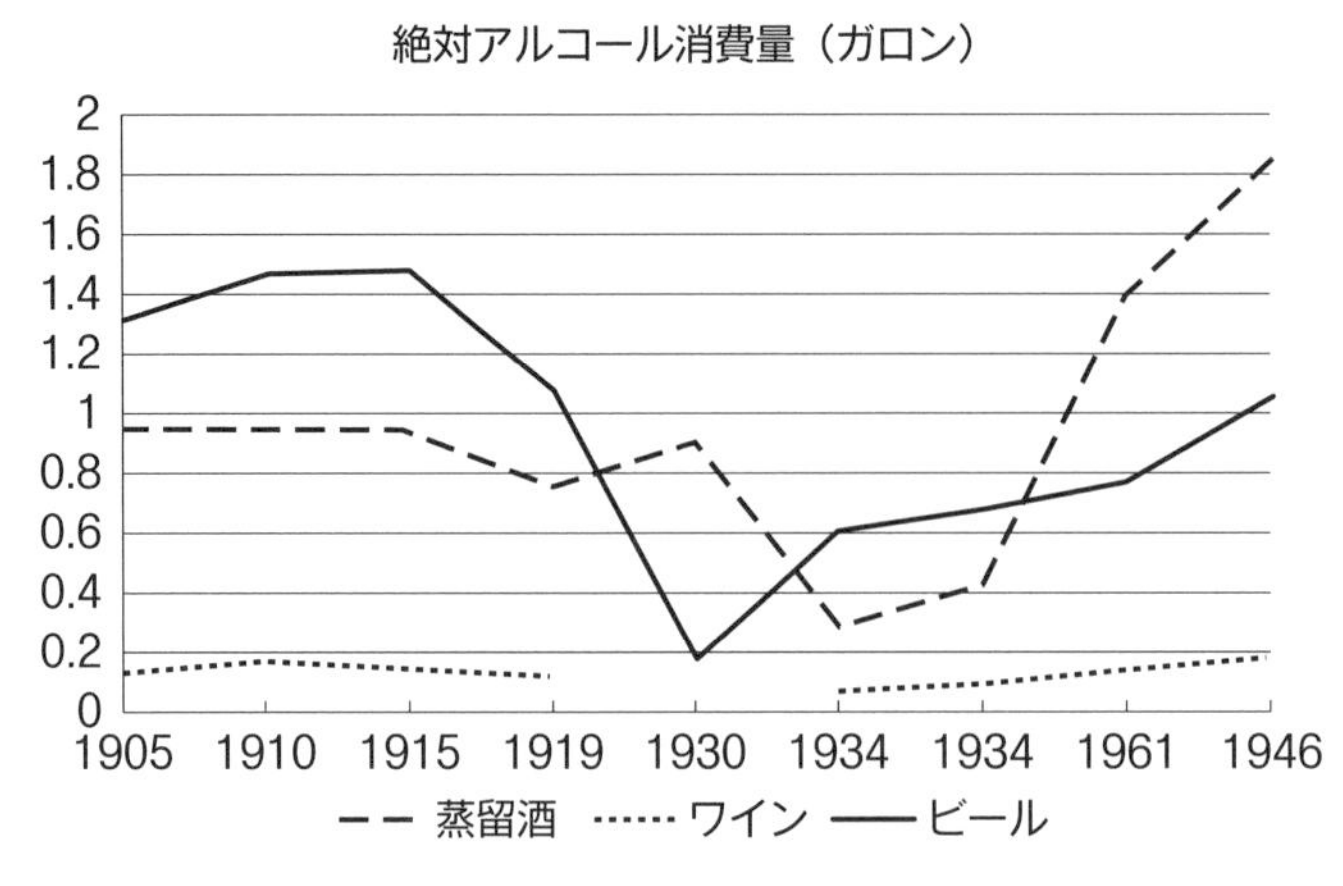

図 10-2　禁酒法下のアルコール消費（岡本，1996）

ゆる政策が、「部分的に成功し、部分的には未達だった」で終わるでしょう。

禁酒法の影に隠れてあまり知られていないかもしれませんが、この時期、アメリカでは大麻の規制も強化されています。一九三〇年に「連邦麻薬局」が設立され、初代長官、ハリー・J・アンスリンガーが「新たな脅威」としてマリファナを掲げ、「統一麻薬法」の成立に進みました。アンスリンガーは新聞、雑誌、ラジオ、映画、コミックなど、あらゆるメディアを動員してマリファナの危険性を宣伝しました。ところが、アンスリンガーは人種差別主義者でもあったのです。アンスリンガーが大麻を目の敵にした理由は、その使用がもともと「インド人」や「メキシコ人」の習慣で、そこから「黒人」に拡がったと考えたからでした[13]。

人種問題は日本とは無縁のように思われますが、そうとも言い切れません。間接的には何らかの関係があるかもしれません。一九五一年に覚醒剤取締法が制定されますが、その目的の一つは密造を防ぐことでした。当時の新聞はこのように伝えています。「M署では二十五日文京区・・（中略）・・の二人を覚醒剤取締法違反で逮捕。ヒロポン六千本と薬品、製造器具などを押収した。調べによれば同人らは昨年暮からヒロポン約十万本を密造、川崎市・・（中略）・・の朝鮮人部落を通じて京浜付近に流していたものだが、・・（アンプル製造業者名）は日共党員だったこともあるという」（朝日新聞、一九五二年八月二十五日）[14]。

時あたかも朝鮮戦争のさなか、覚醒剤取締法は、警察署襲撃事件や血のメーデー事件が起こる社会情勢の中で成立します。密造で得た金が敵対勢力に流れている、それを流しているのは「あちら」とつながった人々だという情報が警察から流れてくる、その衝撃は今の私らには想像しにくいものだったかもしれません。

昔の話はさておき、今日では公衆衛生学の目的は、疾病の予防や治療ばかりではなくなりました。一九九九年にWHOは、健康とは単に疾病または病弱の存在しないことではない、と宣言しました。健康とは「完全な肉体的、精神的および社会福祉の状態である」と規定されたのです[15]。

この改定は、日本にも大きな影響を与えたと思います。二〇〇〇年頃から、日本の公衆衛生学では、「生活の質」（QOL）の向上が重視されるようになってきました[16]。このことはたいへん素晴らしいが、健康を照らす光が強くなれば闇も濃くなります。WHOは立場上、「ほどほどで良かろう」とは言えませんが、「完全な肉体的、精神的および社会福祉の状態」と言われると、完全とは何だろう、今の自分はそこそこ健康だが完全にはほど遠いなあ、という思いが強くなります。自分は健康でないかもしれないという不安は、常に私たちにつきまといます。アディクションは「健康ではない生活習慣」の典型として、社会から排除されてしまいます。

この節で長々と歴史の話をしたのは、アディクション対策の歴史が、いかに「あの人たちは私たちとは違う『異人』である」という認識に、深く寄りかかって進んで来たかを知っていただきたかったからです。健康志向の強まりの中で、「異人」はますます孤立していきます。ですが、それは本当にあるべき姿なのか？健康志向が悪いと言っているのではありません。私たちの生活環境が全般的に改善されていくなら、たいへん結構です。しかし、「異人」を排斥する力が強くなったら、それは「ある人々」を暗がりに追いやるだけです。社会全体の「住みやすさ」は向上していません。

第3節　未来への責任

▼問い直し▲

健康ではないこと、すなわち医学的には「病気」と診断されるようなことにも、人類の進化を考えたら何らかの適応的な意味があったはずだ、という考えが強くなっています。よく知られている例は、鎌状赤血球症でしょう。これはヘモグロビンの遺伝子に変異のある病気で、慢性の溶血性貧血を起こしますが、この赤血球を持った人はマラリアが発病しにくいと言われています。

心の「病気」についてのこの種の研究はまだ進んでいませんが、進化的視点を盛り込んで感情の機能を理解するための研究が進み、通常は感情がどのように制御されているのかを知ることによって、精神医学にとって、生理学が他の医学の分野に果しているのと同じような基盤が得られるはずだ、という主張があります。[17]

この本では、アディクション問題について深くは触れられておらず、遺伝子にどこまで問題の根源を求めることができるのか私は疑問にも思いますが、何らかの遺伝的素因、すなわち「気まぐれ」遺伝子がアルコールへの「親しみ」をもたらすかもしれないと考えたときに、「その『気まぐれ』遺伝のもたらす効果は、文明が蒸留酒や6本缶パックを作り出すまでは、最小限にとどまっていたのだろう」という指摘は慧眼だと思います。素因を増幅するのは、先に見たように、近代文明の作り出す社会的な変化だったことでしょう。

▼生き方の発見▲

その社会の変化については、すでに一九六〇年代にアメリカの社会学者デビッド・リースマンが、今日の「嗜癖的人間関係」「嗜癖的社会」に通じる指摘をしています。リースマンは、近代の社会が高度経済成長を潜在化している段階から、過渡的な人口成長期へ、さらに過渡的な人口減退期に進むと考え、それぞれの段階で「典型的な成員」が求められる性格が異なると考えました。

まず高度成長の潜在期にある社会では「伝統指向型」と言って、メンバーの社会への同調（適応）は伝統に従うことによって保証されています。次の過渡的人口成長期を迎えている社会への同調は、幼児期に目標を教えられ、それを内在化することによって保証されます。これをリースマンは「内部指向型」と呼びました。私が子どもの頃の一九六〇年代の日本はこういう社会であったかと思います。その次に社会は「初期的人口減退の段階」に進みます。今の先進諸国がそうかもしれません。この時期に人々は「他人指向型」となり、社会への同調（適応）は、「外部の他者たちの期待と好みに敏感であること傾向によって」保証されるのです[18]。

リースマンの言う「孤独な群衆」とは、「他人に良く思われたい、悪く思われたくない」と気にしている人々で、しかし、多くの場合、その他者と深い関係を結んではいません。また、他者が自分の価値の評価基準ですから、「他者とは違う自分」をしっかり確立させることができません。これらの特徴が、まさに「生きづらさ」や自尊感情の低下、孤独感を招くことは明らかです。私たちはアディクションに典型的な現代人の姿を見ています。

▼多様性と共生▲

本書は、心理学を学んでいる方や、心理学に興味のある方が読まれていると思いますから、しめくくりに心理職とアディクションの関わりについて考えておきましょう。

二〇一五年に「公認心理師」という資格が作られてから、心理の専門家が医療現場で仕事をする機会が増えました。この前後に、心理職にはどんなスキルが求められているのか、裏を返せば、これまではどんなスキルが足らないと思われてきたのか、といった課題への調査や研究が増えました。そうした報告に述べられていることはさまざまですが、一貫しているのは、現場を構成する人々、当事者と当事者を支えている人々とコミュニケーションをとる能力、連携を保って仕事をする能力であったように思います。

その中のひとつ、コミュニティを対象とした心理学の考えを紹介しましょう。実はなぜコミュニティが大事かというと、これは従来の資格である臨床心理士と公認心理師の違いにかかわってきます。臨床心理士のお仕事は、臨床心理査定（アセスメント）、臨床心理面接（トリートメント）、臨床心理地域援助、およびこれらにかかわる調査・研究とされてきましたが、公認心理師ではここに、「こころの健康の教育や情報提供」

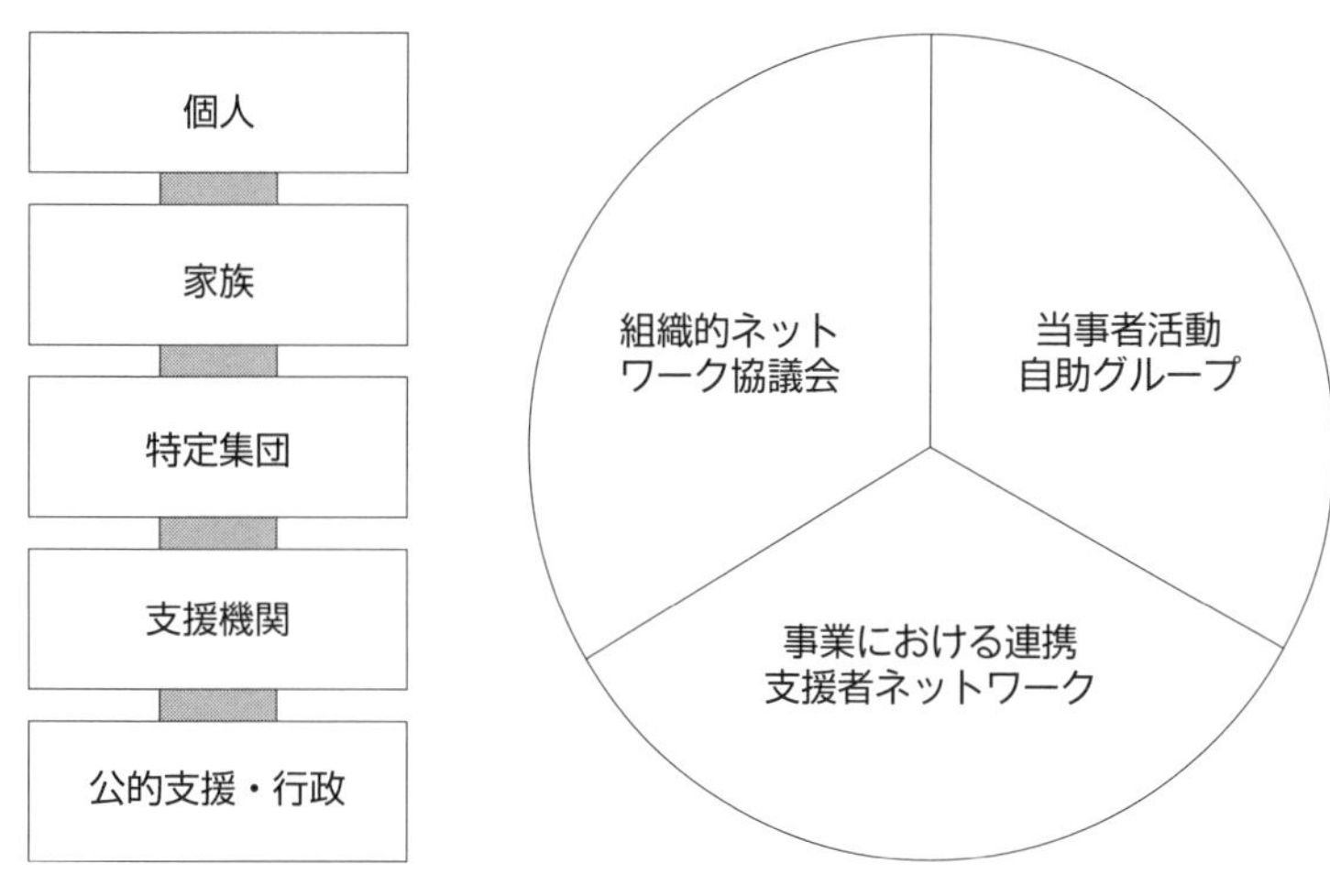

図 10-3　支援のネットワーク（徳丸，2019）

が加わりました。これはすなわち、予防的なかかわりをするということであって、ここに家族や地域を含む「コミュニティ」が重要になってきます。そのコミュニティを念頭に置くと、心理の専門家の「立ち位置」は、図10-3のような円環構造の中にあることになります[19]。この立ち位置を踏まえておくことが第一です。

では、アディクションについては何が求められているかというと、薬物や行動へのアディクションを目の前の現象に注目するだけでなく、もっと広い背景の中で見ることです。心理職のアディクションへのかかわりを論じた文献は多くはないのですが、そのうちの一つにはこのような記載があります。アディクションの行動様式は「実のところ、適応的行動ではある」。すなわち、その人なりに自分の環境に適応するために学習したものです。また、「通院するという行動それ自体が依存的な行動であるという側面も否めず」とも指摘されています。そこで結局のところ、「心理専門職は依存に関連する可能性のある不適切な行動について、その状態の傾聴、病態の把握、面接など」を行うわけなので、中核症状がアディクションでも、その周辺を広い視野でとらえる必要があるわけです[20]。

さて、この話を拡張したいと思います。こういう心配りを心理師は期待されているわけですが、それは心理師だけに求められるものでしょうか？　その問いを逆向きにしてみますと、たとえば「私の話を聞いてください」「私が育った環境をよく見てください」「私の悩みを分かってください」「私が肩の力を抜いて、幸せに生きられるように、私の周りを調整してください」というようなお役目を、心理職にお任せしてもよいのだろうか、という問題です。

専門家というのは便利なようでいて、細分化されてしまうと、どこのどなたに話を持ち掛けたら良いものやら、素人としてはとんと不便です。この課題は、私たちみなが共有しなければいけないものではないでしょうか？

もちろん、私たちは専門家より下手くそだと思いますので、さまざまな躓きもあるでしょうが、今の日本に生きている私たち全員にかかわりがあり、何らかの形で全員で取り組む、そうやって少しずつ私たちのまわりから「生きづらさ」を減らしていく、そうやって作っていく社会の姿は、アディクションの当事者や家族ばかりでなく、「自分は関係ない」と思っている人々も含めて、望ましい、明るい社会であるように思います。

「病気」や「障害」を抱えた人々は水先案内人（パイロット）のようなもの、これから私たちが進むべき道を照らしてくれている大事な存在、そう思いませんか？

文　献

■第1章

（1）https://dictionary.cambridge.org/ja/dictionary/english/addiction（二〇二一年一月二十二日閲覧）

（2）A・E・ファーンハム／細江達郎監訳（1992）『しろうと理論』北大路書房、九三頁

（3）https://psych.or.jp/wp-content/uploads/2018/04/standard_syllabus_2018-8-22.pdf（二〇二一年一月二十二日閲覧）

（4）和田清（2021）『依存（dependence）と（行動）嗜癖（(behavioral) addiction）の使い分けの徹底』第四〇回日本社会精神医学会教育講演

（5）嶋根卓也（2016）「処方薬乱用者のゲートキーパーとしての薬剤師――「まちの科学者」を取り戻す」『薬学雑誌』一三六号、七九 - 八七頁

（6）稲田健（2019）「鎮静・睡眠・抗不安薬」宮田久嗣・高田孝二・池田和隆・廣中直行（編）『アディクションサイエンス――依存・嗜癖の科学』朝倉書店、一三〇 - 一三八頁

（7）Holden, C.（2001）'Behavioral' addictions: Do they exist? *Science*, 294, 980-982.

（8）田中紀子・松本俊彦・森田展彰・木村智和（2018）「病的ギャンブラーとギャンブル愛好家とを峻別するものは何か――LINEアプリ・セルフスクリーニングテストを用いた病的ギャンブラーの臨床的特徴に関する研究」『日本アルコール・薬物医学会誌』五三号、二六四 - 二八二頁

（9）なだいなだ（1999）『アルコーリズム――社会的人間の病気』朝日新聞社、五四頁

（10）Solomon, R. L. & Corbit, J. D.（1974）An opponent-process theory of motivation: I. Temporal dynamics of affect. *Psychological Review*, 81（2）, 119-145.

（11）Koob, G. F, Le Moal M.（2001）Drug addiction, dysregulation of reward, and allostasis. *Neuropscyhopharmacology*, 24, 97-129.

（12）Popkin, B. M., Corvalan, C., & Grummer-Strawn, L. M.（2020）Dynamics of the double burden of malnutrition and the changing nutrition reality. *Lancet*, 395, 65-74.

（13）Alolabi, H., Alchallah, M. O., Mohsen, F., Shibani, M., Ismail, H., Alzabibi, M. A., & Sawaf, B.（2020）Prevalence and behavior

regarding cigarette and water pipe smoking among Syrian undergraduates. *Heliyon*, 6, e05423.
(14) 保刈成男（1963）『毒薬』雪華社、一二三頁

■第2章

(1) 今田純雄・鈴木千尋（2000）「人はなぜ酒を飲むのか——飲酒動機尺度作成の試み」『広島修道大学論集（人文）』四〇号、二八五 - 三〇二頁
(2) 若林真依子・小畑文也（2018）「アルコール依存症者の飲酒理由——自己治療仮説の観点から」『東京通信大学紀要』一号、四九 - 五八頁
(3) Khantzian, E. J.（1985）The self-medication hypothesis of addictive disorders: focus on heroin and cocaine dependence. *American Journal of Psychiatry*, 142, 1259-1264.
(4) ○○○○（1999）「薬物依存症の体験から」加藤信・鈴木勉・高田孝二編著『薬物依存研究の最前線』星和書店、一七五頁
(5) 西田隆男編（2002）『回復していくとき——薬物依存症者たちの物語』東京ダルク支援センター、二七 - 二九頁
(6) 松本俊彦（2008）「活動の始まりの頃２——女性薬物依存者の回復と自立の支援のために」『こころの健康』二三号、二一 - 二七頁
(7) Seta, J. J, Hundt, G. M., & Seta, C. E.（1995）Cost's influence on attitudes and value: Beyond dissonance theory. *Basic and Applied Social Psychology*, 17, 267-283.
(8) 小川捷之（1981）「家族療法」小川捷之編『臨床心理用語事典２　診断・症状・治療編』至文堂、五七頁
(9) 信田さよ子（2016）「家族の愛情を問い直す——カウンセリングの現場から」『教育心理学年報』五五号、二二六 - 二三三頁
(10) Bell, J. E.（ ○ ○ ）Preface. Family Group Therapy, U.S. Department of Health, Education, and Welfare. *Public Health Monograph*, 64.
(11) 小関孝子（2019）「1990 年代後半に媒酌人が消えた意味——結婚式が変わる転換点として」『社会デザイン学会』一一号、三四 - 四四頁
(12) 松原治郎（1980）「家族——その日本的風土」南博編『日本人の人間関係事典』講談社、一五一 - 一六七頁
(13) 寺山修司（1976）『毛皮のマリー——戯曲』角川書店

(14) 有末賢・大山小夜（2015）「公募特集「現代社会と生きづらさ」によせて」『社会学評論』五四号、四四六‐四五九頁
(15) 大隅尚弘・山根嵩史（2016）「利他行動が行為者の主観的幸福感に与える影響――利他行動の対象による違い」『人間環境学研究』一四号、一四九‐一五四頁
(16) 戸田有一・橋本祐子（2016）「報酬・責任の分配における幼児の公平判断――返報性・巡報性・ケアの考慮」『道徳性発達研究』八号、一‐九頁
(17) 池上知子・遠藤由美（2008）『グラフィック社会心理学　第2版』サイエンス社、二二四‐二二五頁

■第3章

(1) 中島義明ほか編（1999）『心理学辞典』有斐閣、一四三‐一四四頁
(2) 加藤信・鈴木勉・高田孝二編著（1999）「薬物依存症の体験から」『薬物依存研究の最前線』星和書店、一七六頁
(3) Zhornitsky, S., Le, T. M., Dhingra, I., Adkinson, B. D., Potvin, S., & Li, C. R.（2020）Interpersonal risk factors for suicide in cocaine dependence: Association with self-esteem, personality traits, and childhood abuse. *Suicide Life Threat Behavior*, 50, 867-883.
(4) Fritz, M., Shenar, R., Cardenas-Morales, L., Jäger, M., Streb, J., Dudeck, M., & Franke, I.（2020）Aggressive and disruptive behavior among psychiatric patients with major depressive disorder, schizophrenia, or alcohol dependency and the effect of depression and self-esteem on aggression. *Front Psychiatry*, 11, 599828.
(5) Fisher, S., Zapolski, T. C. B., Sheehan, C., & Barnes-Najor, J.（2017）Pathway of protection: Ethnic identity, self-esteem, and substance use among multiracial youth. *Addict Behavior*, 72, 27-32.
(6) 島義弘（2012）「アタッチメントの内的作業モデルと仮想的有能感の関連」『パーソナリティ研究』三一号、一七六‐一八二頁
(7) 米倉育男（1982）『薬物依存者の生と死――無頼派作家のパトグラフィ』有斐閣、五二‐六〇頁
(8) W・ジェームズ著／今田寛訳（一九九二）『心理学　上』岩波書店、二四五‐二七二頁
(9) ダルク編（2018）『ダルク：回復する依存者たち――その実践と多様な回復支援』明石書店、二五頁
(10) パウル・エンメルカンプ、エレン・ヴェーデル著／小林桜児・松本俊彦訳『アルコール・薬物依存臨床ガイド：エビデンスにもとづく理論と治療』金剛出版、四〇頁

(11) Lane, J. Lane, A. M., & Kyprianou, A. (2004) Self-efficacy, self-esteem and their impact on academic performance. *Social Behavior and Personality*, 32, 247-256.
(12) Leary, M. R. (2005) Sociometer theory and the pursuit of relational value: Getting to the root of self-esteem. *European Review of Social Psychology*, 16, 75-111.
(13) 萩原裕二（2018）「日本における自尊心の発達的変化――中学生から高齢者における自己好意の年齢差の検討」『対人社会心理学研究』一八号、一三三 - 一四三頁
(14) 河越麻佑・岡田みゆき（2015）「大学生の自己肯定感に及ぼす影響要因」『日本家政学会誌』六六号、二二二 - 二三三頁
(15) 松瀬喜治（1981）「劣等感・器官劣等性（感）」小川捷之編『臨床心理用語事典　用語・人名篇』至文堂（吉田真哉〈2019〉「大衆社会における人間性――アドラーとヤスパースの比較思想」『倫理学』三五号、九三 - 一〇二頁）
(16) Ansbacher, H. L. (1972) Adler's "Striving for Power" in Relation to Nietzsche. *Journal of Individual Psychology*, 28, 12-24.
(17) 城塚登・片山洋之介・星野勉（1995）『現代哲学への招待――哲学は現代の課題にどう答えるか』有斐閣、一五七 - 一五八頁
(18) F・ニーチェ／信太正三訳（1993）『道徳の系譜　ニーチェ全集第11巻』筑摩書房、三九五 - 三九六頁
(19) 山崎勝之・横嶋敬行・内田香奈子（2017）「「セルフ・エスティーム」の概念と測定法の再構築――セルフ・エスティーム研究刷新への黎明」『鳴門教育大学研究紀要』三二号、一 - 一九頁
(20) Baumeister, R. F., Campbell, J. D., Krueger, J. I., & Vohs, K. D. (2003) Does high self-esteem cause netter performance, interpersonal success, happiness, or healthier lifestyles? *Psychological Science in the Public Interest*, 4, 1-22.

■第4章

(1) 宮田久嗣・高田孝二・池田和隆・廣中直行編著（2019）『アディクションサイエンス――依存・嗜癖の科学』朝倉書店、一四六頁
(2) 木原深雪・北岡和代（2014）「アルコール依存症者の飲酒欲求につながる感情体験の分析」『金沢大医保つるま保健学会誌』三八号、一 - 一〇頁
(3) 加藤信・鈴木勉・高田孝二編著（1999）「薬物依存症の体験から」『薬物依存研究の最前線』星和書店、一七七頁
(4) Åkerlind, I. & Hörnquist, J. O. (1992) Loneliness and alcohol abuse: A review of evidences of an interplay. *Social Science &*

Medicine, 34, 405-414.

（5）工藤力・西川正之（1983）「孤独感に関する研究（1）孤独感尺度の信頼性・妥当性の検討」『実験社会心理学研究』二二号、九九－一〇八頁

（6）増井麻依子・河野由里・森雅美（2006）「わが国における女性アルコール依存症を巡る諸問題」『名古屋市立大学看護学部紀要』六号、一－六頁

（7）Wang, J. L., Sheng, J. R., & Wang, H. Z. (2019) The association between mobile game addiction and depression, social anxiety, and loneliness. *Front Public Health*, Sep 6; 7, 247.

（8）Savolainen, I., Oksanen, A., Kaakinen, M., Sirola, A., & Paek, H. J. (2020) The role of perceived loneliness in youth addictive behaviors: Cross-national survey study. *JMIR Mental Health*, 7: e14035.

（9）中山秀紀・樋口進（2020）「エビデンスに基づく療育・支援――インターネット・ゲーム依存」『子どものこころと脳の発達』一一号、一一－一六頁

（10）内田伸子（2017）『発達の心理――ことばの獲得と学び』「コンパクト新心理学ライブラリ4」サイエンス社、四〇－四二頁

（11）池上知子・遠藤由実（2008）『グラフィック社会心理学（第2版）』サイエンス社、二三七頁

（12）永井良和（1986）「都市の「匿名性」と逸脱行動――隠蔽と発見の可能性」『ソシオロジ』三〇号、七七－九六頁

（13）シュプランガー著／土井竹治訳（1973）『青年の心理』五月書房、四七頁

（14）Heinrich, L. K. & Gullone, E. (2006) The clinical significance of loneliness: A literature review. *Clinical Psychology Review*, 26, 695-718.

（15）下斗米淳（2006）「社会心理学」金城辰夫監修、藤岡新治・山上精次編『図説現代心理学入門（3訂版）』培風館、二〇－二一頁

（16）安藤清志（1986）「対人関係における自己開示の機能」『東京女子大学紀要論集』三六号、一六七－一九九頁

（17）Derlega, V. J. & Chaikin, A. L. (1977) Privacy and self-disclosure in social relationships. *Journal of Social Issues*, 33, 102-115.

（18）竹内由美（2010）「大学生の友人関係における自己開示と孤独感の関係」『比治山大学心理相談センター年報』六号、一五－二二頁

（19）相場均（1972）『孤独の考察――現代人の心と行動』平凡社、八－二〇頁

(20) キルケゴール著／飯島宗亨・中里巧訳（2000）『誘惑者の日記』未知谷、四六頁
(21) キェルケゴール著／斎藤信治訳（1939）『死に至る病』岩波書店、三五頁
(22) 松浪信三郎（1962）『実存主義』岩波書店、四六頁
(23) 埴谷雄高（1966）『死霊』（大岡昇平・平野謙・佐々木基一・埴谷雄高・花田清輝編『全集・現代文学の発見　第7巻『存在の探求』学藝書林、二四三頁』

■第5章

(1) 田中聡（2010）「不安障害とアディクション」『精神科治療学』二五号、五八三 - 五八八頁
(2) 熊谷治子（2003）「ギャンブル依存症者の回復の過程の一考察――"語り"のグループダイナミクスから」『北星学園大学大学院社会福祉学研究科北星学園大学大学院論集』六号、六九 - 八九頁
(3) Denzin, Norman K. D.（1998）*The alcoholic self.* Sage.（滝口直子〈1998〉「自己についての考察――依存症の事例を通して」『大谷大学研究年報』五〇号、一 - 三七頁
(4) 大野志郎・小室広佐子・橋元良明・小笠原盛浩・堀川浩介（2011）「ネット依存の若者たち、21人因果ビュー調査」『東京大学大学院情報学環境情報学研究　調査研究』二七号、一〇一 - 一三九頁
(5) 小林司（1985）『心にはたらく薬たち――精神治療薬と精神世界を拡げる薬』筑摩書房、二〇五 - 二一九頁
(6) オルダス・ハックスリー著／河村錠一郎訳（1978）『知覚の扉』朝日出版社、一三頁
(7) 永渕剛介（2013）「加速する〈無限〉・・・自己解体と生への反転――ミショーのメスカリン実験」『文明構造論――京都大学大学院人間・環境学研究科現代文明論講座文明構造論分野論集』九号、一三 - 三八頁
(8) 淺間一・近藤敏之・温文（2017）「身体意識に基づく脳内身体表現の生成・更新ダイナミクスのモデル化とそのリハビリ応用」『計測と制御』五六号、一七五 - 一八〇頁
(9) Iriki, A., Tanaka, M., & Iwamura, Y.（1996）Coding of modified body schema during tool use by macaque postcentral neurones. *Neuroreport*, 7, 2325-2330.
(10) Kondo, R., Sugimoto, M., Minamizawa, K., Hoshi, T, Inami, M., & Kitazaki, M.（2018）Illusory body ownership of an invisible body interpolated between virtual hands and feet via visual-motor synchronicity. *Scientific Reports*, 8; 7541.

（11）近藤亮太・上田祥代・杉本麻樹・南澤孝太・稲見昌彦・北崎充晃（2019）「見えない長い腕――四肢先端の視覚運動同期による四肢伸張透明身体への所有感生成と行動変容」『日本バーチャルリアリティ学会論文誌』四号、三五一‐三六〇頁

（12）Pop, C.（2016）Self-esteem and body image perception in a sample of university students. *Eurasian Journal of Educational Research*, 6431-44.

（13）栗田信義（2016）「ルックス至上主義社会における生きづらさ――ハイティーン女子の「リア充」の行方と「変身願望」の出自」『社会学評論』六六号、五一六‐五三三頁

（14）池上知子・遠藤由美（2008）『グラフィック社会心理学』サイエンス社、一七〇頁

（15）神山進（2008）「変身行動の消費心理――大学生における変身行動の消費心理」『繊維製品消費科学』四九号、七七七‐七九二頁

（16）ウィリアム・バロウズ著／鮎川信夫訳（2003）『ジャンキー』河出書房新社、二七八頁

（17）Xu Z, Turel O, Yuan Y. Online game addiction among adolescents:: motivation and prevention factors. *European Journal of Information Systems*, 21, 321-340.

（18）千島雄太（2014）「大学生における自己変容に対する志向性の諸側面――人格発達、心理的適応との関連に着目して」『青年心理学研究』二五号、八六‐一〇三頁

（19）若松美恵子（1993）「3歳児の身体表現力の発達」『白梅学園短期大学紀要』二九号、四九‐六一頁

（20）大藪泰（2005）「赤単の模倣行動の発達――形態から意図の模倣へ」『バイオメカニズム学会誌』二九号、三‐八頁

（21）内田伸子（1994）『想像力――創造の泉をさぐる』講談社、二五‐三〇頁

（22）アイブル＝アイベスフェルト著／日高敏隆・久保和彦訳（1974）『愛と憎しみ――人間の基本的行動様式とその自然誌』みすず書房（Irenäus Eibl-Eibesfeldt〈1970〉*Liebe und Hess, Zue Nature geschichte e;ementarer.* Verhaltensweisen E. Piper & Co）

（23）C・G・ユング他著／河合隼雄監訳（1975）『人間と象徴――無意識の世界』河出書房新社（Carl G. Jung, M-L von Franz, Josepf L. Henderson, Jolande Jacobi, & Aniela Jaffe. *Man and his Symbols.* Aldus Books）

（24）赤阪辰太郎（2016）「新たな仕方で世界を描くこと――前期サルトルの哲学的企図についての試論」『大阪大学年報人間科学』三七号、八七‐一〇三頁

（25）矢内原伊作（1967）『サルトル――実存主義の根本思想』中央公論社、二七頁
（26）デカルト著／野田又夫訳（1974）『方法序説・情念論』中央公論社、一五三 - 一五四頁
（27）A・ヴェルジェス、D・ユイスマン著／白井成雄・久重忠雄・高橋勝訳（1980）『哲学教程　上巻』筑摩書房、五三 - 六六頁
（28）新村出編（2008）『広辞苑　第6版』岩波書店、二三三三頁
（29）ウィリアム・バロウズ著／鮎川信夫訳（2003）「訳者あとがき」『裸のランチ』河出書房新社、三五一 - 三五二頁
（30）ウィリアム・バロウズ著／鮎川信夫訳（2003）『裸のランチ』河出書房新社、三〇一頁

■第6章

（1）岩田泰夫（1997）「地域で単身で暮らすアルコール依存症者への面接調査――地域で単身で暮らすアルコール依存症者の医療福祉問題」『桃山学院大学総合研究所紀要』二二号、一五 - 二六頁
（2）アルコール薬物問題全国市民協会編（2015）『季刊ビィBe!』一二〇号、三二 - 三七頁
（3）中村努（2006）「強迫的ギャンブルとワンデーポートの取り組み、『ギャンブル：破滅と栄光の快楽』」『別冊国文學』六一号、二〇六 - 二一五頁
（4）松本俊彦（2015）「依存という心理――人はなぜ依存症になるのか」『こころの科学』一八二号、一一 - 一六頁
（5）木戸盛年・嶋崎恒雄（2006）「Addictive behavior に対する大学生の意識」『日本心理学会第70回大会論文集』一五四頁
（6）坂口由佳（2013）「自傷行為をする生徒たちに対して学校はどのような対応をしているのか――自傷行為経験者のブログから」『教育心理学研究』六一号、二九〇 - 三一〇頁
（7）柿木良太（2012）「非行少年による故意に自己の健康を害する行為の意味について――行為形態の分類とパーソナリティ特性との関連性の観点から」『犯罪心理学研究』四九号、二五 - 三七頁
（8）藤田純一・青山久美・戸代原奈央（2019）「児童・青年期のインターネット・ゲーム依存――大学病院での経験から」『児童青年精神医学とその近接領域』六〇号、一四七 - 一五七頁
（9）Khantzian. E. J.（1985）The self-medication hypothesis of addictive disorders: Focus on heroin and cocaine dependence. *American Journal of Psychiatry*, 142, 1259-1264.
（10）齋藤路子・沢崎達夫・今野裕之（2008）「自己志向的完全主義と攻撃性および自己への攻撃性の関連の検討――抑うつ、ネガティ

ブな反すうを媒介として」『パーソナリティ研究』一七号、六〇‐七一頁
(11) 大渕憲一（1982）「欲求不満の原因帰属と攻撃反応」『実験社会心理学研究』二一号、一七五‐一七九頁
(12) 前田嘉明（1988）「転位行動論――比較行動学の立場から」『大阪大学人間科学部紀要』六号、一‐三四頁
(13) Wilson, J. F. & Cantor, M. B.（1987）An animal model of excessive eating: schedule-induced hyperphagia in food-satiated rats. *Journal of the Experimental Analysis of Behavior,* 47, 335-346.
(14) 湯川進太郎・日比野桂（2003）「怒り経験とその沈静化過程」『心理学研究』七四号、四二八‐四三六頁
(15) 日比野桂・湯川進太郎・小玉正博・吉田富士雄（2005）「中学生における怒り表出行動とその抑制要因――自己愛と規範の観点から」『心理学研究』七六号、四一七‐四二五頁
(16) Pincus, A. L., Ansell, E. B., Pimentel, C. A., Cain, N. M., Wright, A. G. C., & Levy, K. N.（2009）Initial construction and validation of the pathological narcissism inventory. *Psychological Assessment,* 21, 376-379.
(17) 芥川也寸志（1971）『音楽の基礎』岩波書店、二頁
(18) 中村雄二郎（1977）『哲学の現在――生きること考えること』岩波書店、九七‐九九頁
(19) G・W・ヘーゲル著／樫山欽四郎訳（1977）『精神現象学　上巻』平凡社、二一八‐二二七頁
(20) J・P・サルトル著／伊吹武彦訳（1996）「実存主義はヒューマニズムである」『実存主義とは何か』人文書院、五一頁
(21) 八木保樹（2016）「精神医学における自己愛は必ずしも悪いものではない」立命館大学総合心理学部［http://www.ritsumei.ac.jp/psy/column/26/］（二〇二一年十一月十一日閲覧）
(22) 川本哲也（2018）「青年は『なぜ』自己破壊的行動を行うのか――松本・齋藤論文へのコメント」『青年心理学研究』三〇号、五三‐五七頁
(23) 米倉育男（1982）『薬物依存者の生と死――無頼派作家のパトグラフィ』有斐閣、一六‐二三頁
(24) E・クレッチマー著／内村祐之訳（1982）『天才の心理学』岩波書店、三一頁
(25) 堀井富士子（1987）「ヨーロッパの『老い』――スーパーマーケットの虫眼鏡：フランス編」『大阪公衆衛生』五二号、一二一‐一三頁
(26) 山中哲夫（2003）「断章（Ⅳ）」『愛知教育大学研究報告』五二号、一一三‐一一七頁
(27) ジャン・コクトー著／堀口大學訳（1952）『阿片：或る解毒治療の日記』角川書店、九五頁（※一部表記を改変）

■第7章
（1）Engel, G. E.（1977）The need for a new medical model: A challenge for biomedicine. *Science*, 196, 129-136.
（2）Ghaemi, S. N.（2009）The rise and fall of the biopsychosocial model. *British Journal of Pyschiatry*, 195, 3-4.
（3）人見佳枝（2008）「アルコール依存症――分析心理学的観点から」『近畿大学臨床心理センター紀要』一号、二九 - 四〇頁
（4）田中良久（1961）『心理学的測定法』東京大学出版会、一二四頁
（5）Laniepce, A., Cabé, N., André, C., Bertran, F., Boudehent C., Lahbairi, N., Maillard, A., Mary, A., Segobin, S., Vabret, F., Rauchs, G., & Pitel, A. L.（2020）The effect of alcohol withdrawal syndrome severity on sleep, brain and cognition. *Brain Communications*, 2, fcaa123.
（6）木戸盛年・嶋崎恒夫（2007）「修正日本語版 South Oaks Gambling Screen（SOGS）の信頼性・妥当性の検討」『心理学研究』七七号、五四七 - 五五二頁
（7）河口慧海（1978）『チベット旅行記』講談社
（8）後藤新（2019）「近代日本における禁酒運動――1890年東京禁酒会の設立まで」『法政論叢』五号、一五 - 二八頁
（9）横山尊（2018）「山本作兵衛と日鉄二瀬禁酒聯盟」『エネルギー史研究』三三号、九一 - 一一二頁
（10）W・ジェイムズ著／桝田啓三郎訳（1969）『宗教的経験の諸相　上巻』岩波書店、二八七 - 三二六頁
（11）原口芳博（2020）「アルコール依存症者の回復家庭と価値観の転換」『福岡女学院大学大学院　臨床心理学紀要』一七号、二七 - 三八頁
（12）小島潤（1981）『聖書小事典』社会思想社、一一三 - 一一四頁
（13）赤澤正人・松本俊彦・立森久照・竹島正（2010）「アルコール関連問題を抱えた人の自殺関連事象の事態と精神的健康への関連要因」『精神神経学雑誌』一一二号、七二一 - 七三三頁
（14）友久久雄（2008）「宗教と心理療法――三願転入とカウンセリング・プロセス」『龍谷大学論集』四七二号、二一 - 一八頁
（15）E・M・ジェリネック／羽賀道信・加藤寛訳（1973）『アルコホリズム――アルコール中毒の疾病概念』岩崎学術出版社、四一 - 四八頁
（16）吉利和（1973）「疾病論と内科臨床」『日内会誌』六二号、七 - 九頁
（17）Hänninen, V. & Koski-Jänees, A.（1999）Narratives of recovery from addictive behaviors. *Addiction 1999*, 94, 1837-1848.

(18) 岩井淳・山崎喜比古（1997）「康生成モデルと中心概念 "Sense of Coherence"」『険医療社会学論集』八号、五四 - 六一頁
(19) Alivia, M., Guadagni, P., & Roberti di Sarsina, P.（2011）Towards salutogenesis in the development of personalised and preventive healthcare. *EPMA Journal*, 2, 381-384.

■第8章

(1) Cochrane, R.（1984）Social aspects of illegal drug use. In D. J. Sanger & D. E. Blackman（Eds.）*Aspects of psychopharmacology*. Methuen and Co. Ltd., London, pp.110-139.
(2) Phillips, K. A., Epstein, D. H., & Preston, K. L.（2013）Daily temporal patterns of heroin and cocaine use and craving: relationship with business hours regardless of actual employment status. *Addictive Behaviours*, 38, 2485-2491.
(3) 中島嘉明編（1999）『心理学事典』有斐閣、一五三頁
(4) 本井賢・林篤司・岩下志乃（2021）「ポジティブ感情を生起させるカウンセリングシステムの提案」『日本感性工学会論文誌』二〇号、三八三 - 三九〇頁
(5) Koob, G. F.（2021）Drug addiction: Hyperkatifeia/negative reinforcement as a framework for medications development. *Pharmacological Reviews*, 73, 163-201.
(6) 飯田沙依亜・市川奈穂・大平英樹（2009）「認知課題による不快感情の制御」『感情心理学研究』一七号、二八 - 三五頁
(7) Bargh, J. A. & Chartrand, T. L.（1999）The unbearable automaticity of being. *American Psychologist*, 54, 462-479.
(8) 成瀬暢也（2018）「薬物依存——現状と新しい治療的アプローチ」『精神医学』六〇号、一四一 - 一五二頁
(9) 片上素久（2018）「インターネットゲーム障害——現状とその対応」『精神医学』六〇号、一七三 - 一七九頁
(10) 阿部真美子・井田政則（2010）「成人用メタ認知尺度の作成の試み——Metacognitive Awareness Inventory を用いて」『立正大学心理学研究年報』一号、二三 - 二四頁
(11) 大江由香・亀田公子（2015）「犯罪者・非行少年の処遇におけるメタ認知の重要性——自己統制力と自己認識力：社会適応力を効果的に涵養するための認知心理学的アプローチ」：『教育心理学研究』六三号、四六七 - 四七八頁
(12) 藤谷智子（2011）「幼児期におけるメタ認知の発達と支援」『武庫川女子大紀要（人文・社会科学）』五九号、三一 - 四二頁
(13) 杉浦義典（2007）「治療過程におけるメタ認知の役割——距離をおいた態度と注意機能の役割」『心理学評論』五〇号、三二八

-三四〇頁
(14) 今井正司・今井千鶴子（2011）「メタ認知療法」『心身医学』五一号、一〇九八-一一〇四頁
(15) 丹野義彦・坂本真士（2001）『自分のこころからよむ臨床心理学入門』東京大学出版会、一八-二〇頁
(16) 田中乙菜・越川房子・松浦素子（2014）「自己教示訓練を用いたストレスマネジメントプログラムの検討――プログラムの効果と参加者による評価」『ストレス科学研究』二九号、六八-七六頁
(17) 園部博範（2014）「青年期の発達障害者に対するメタ認知育成の試み――彼らの語りを通して」『崇城大学紀要』三九号、一九九-二〇五頁
(18) 藤野敦（2015）「自己変革に道ビスナラティブ・アプローチを通しての支援――自己認知の再構築から主体的な課題解決へ」『東京学芸大学附属高等学校紀要』五三号、四三-五二頁
(19) 吉村雅世・紙野雪香・森岡正芳（2006）「ナラティブ・アプローチの特徴と看護における視点――複数の学問領域における比較」『日本保健医療行動科学会年報』二一号、二一八-二三四頁
(20) 佐藤浩一（2018）「ライフストーリーの語りにおける聞き手の影響」『群馬大学教育学部紀要　人文・社会編』六七号、二四五-二六六頁
(21) 高野尚子・渥美公秀（2007）「阪神・淡路大震災の語り部と聞き手の対話に関する一考察――対話の綻びをめぐって」『実験社会心理学研究』四六号、一八五-一九七頁
(22) アンソニー・ギデンス著／松尾精文・松川昭子訳（1995）『親密性の変容――近代社会におけるセクシュアリティ、愛情、エロティシズム』而立書房（Giddens, A.〈1992〉*The transformation of intimacy: Sexuality, love and eroticism in modern societies.* Polity Press.）
(23) A・W・シェフ著／斎藤学訳（1993）『嗜癖する社会』誠信書房、八頁
(24) ヘンリク・イプセン著／島村抱月訳『人形の家』青空文庫
(25) Hunter, J. A., Platow, M. J. & Howard, M. L. (1996) Social identity and intergroup evaluative bias: Realistic categories and domain specific self-esteem in a conflict setting. *European Journal of Social Psychology,* 26, 631-647.
(26) 鳥山平三（1988）「現代青年のアイデンティティ――その確立の功罪と真偽を問う」『青年心理学研究』二号、一-一一頁
(27) Gazzaniga, M. S. (1998) The split brain revisited. *Scientific American,* 279, 50-55.

（28）新宮一成（1995）「ラカンの精神分析」『講談社』、一九〇 - 二一一頁
（29）L・ヴィットゲンシュタイン／藤本隆志・坂井秀寿訳（1968）『論理哲学論考』法政大学出版局、三二九 - 三三〇頁（※ただし上掲の箇所は、本書に所収の『哲学探究』にある）
（30）荘島（涌井）幸子（2006）「自己物語論への『語り得ないもの』という視点導入の試み」『心理学評論』四九号、六五五 - 六六七頁

■第9章

（1）国立精神・神経医療研究センター『中学生における大麻使用の実態～飲酒・喫煙・薬物乱用についての全国中学生意識・実態調査（2018年）の結果より』[https://www.ncnp.go.jp/nimh/yakubutsu/aspad-j/infographic/images/njhs_2021.pdf]（2022年1月28日閲覧）
（2）和田清（2000）『依存性薬物と乱用・依存・中毒――時代の狭間を見つめて』星和書店、三八 - 七八頁
（3）高坂康雅（2011）「"恋人を欲しいと思わない青年"の心理的特徴の検討」『青年心理学研究』二三号、一四七 - 一五八頁
（4）高田治樹（2014）「大学生サークル集団への態度の探索的検討――否定的態度を含めた態度パターンの分類」『青年心理学研究』二六号、二九 - 四六頁
（5）高橋伸彰（2007）「我が国における依存者による自助活動――ダルクを中心に」『行動科学』四六号、四一 - 四七頁
（6）安岡譽（2011）「共感と共感的理解について」『札幌学院大学心理臨床センター紀要』一一号、一頁
（7）全日本断酒連盟ホームページ [https://www.dansyu-renmei.or.jp/index.html]（2021年8月5日閲覧）
（8）岡知史（1993）「セルフヘルプグループと文化の問題――「普遍型」、「適応型」、「独立型」の分類」『上智大学社会福祉研究』一七号、五一 - 七九頁
（9）岡知史（1994）「セルフヘルプグループの援助特性について」『上智大学文学部社会福祉研究』三号、一 - 一九頁
（10）ダルク編（2018）『ダルク：回復する依存者たち――その実践と多彩な回復支援』明石書店、三〇頁
（11）中井久夫（1990）『治療文化論――精神医学的再構築の試み』岩波書店、一二五 - 一四四頁
（12）厚生労働省（2015）「第2回相談支援・社会復帰・民間団体ワーキンググループ（2015年6月26日）大槻委員提出資料」
（13）依存症対策全国センター「日本人の飲酒傾向」[https://www.ncasa-japan.jp/understand/alcoholism/Japanese]（二〇二一年

八月六日閲覧）
(14) 後藤亮吉・佐々木ゆき・花井望佐子・永井雄太・田上裕記・中井智博（2016）「介護予防を目的とした住民主体の自主グループの発足要因と自主グループへの参加及び継続に関連する要因」『日本農村医学会雑誌』六五号、八三六-八四二頁
(15) 高木昌要（2006）「自殺予防対策におけるセルフヘルプ・グループ――うつやストレスを抱えた者のコミュニティとして」『甲南大學紀要　文学編』一四一号、九三-一一一頁
(16) Bischof, G., Rumpf, H. J., Hapke, U., Meyer, C. Y., & John, U. (2000) Maintenance factors of recovery from alcohol dependence in treated and untreated individuals. *Alcohol Clinical and Experimental Research*, 24, 1773-1777.
(17) Tonigan, J. S., Toscova, R., & Miller, W. R. (1996) Meta-analysis of the literature on Alcoholics Anonymous: Sample and study characteristics moderate findings. *Journal of Studies on Alcohol and Drugs*, 57, 65-72.
(18) Ferri, M., Amato, L., & Davoli, M. (2006) Alcoholics Anonymous and other 12-step programmes for alcohol dependence. *Cochrane Database Systematic Reviews*, 19, CD005032.
(19) Donovan, D. M. & Wells, E. A. (2007) 'Tweaking 12-Step': The potential role of 12-Step self-help group involvement in methamphetamine recovery. *Addiction*, 102 Suppl 1, 121-129.
(20) McGillicuddy, N. B., Rychtarik, R. G., & Papandonatos, G. D. (2015) Skill training versus 12-step facilitation for parents of substance-abusing teens. *Journal of Substance Abuse Treatment*, 50, 11-17.
(21) Kelly, J. F., Kaminer, Y., Kahler, C. W. Hoeppner, B., Yeterian, J., Cristello, J. V., & Timko, C. (2017) A pilot randomized clinical trial testing integrated 12-Step facilitation (iTSF) treatment for adolescent substance use disorder. *Addiction*, 112, 2155-2166.
(22) Mendola, A. & Gibson, R. L. (2016) Addiction, 12-Step Programs, and evidentiary standards for ethically and clinically sound treatment recommendations: What should clinicians do? *AMA Journal of Ethics*, 18, 646-655.
(23) 若林真衣子（2016）「アルコール依存症者の回復過程における自己意識の変化について」『日本保健福祉学会誌』一四」号、二二七-二三五頁
(24) 山中康裕（2006）『心理臨床学のコア』京都大学学術出版会、二〇-二二頁
(25) 古畑尚樹・板倉昭二（2016）「乳幼児における We-mode の可能性――協働行動からの検討」『心理学評論』五九号、二三六-

二五二頁

第10章

(1) 橋本直樹（1982）「甦る古代エジプト・ビール」『日本醸造学協会雑誌』七七号、五〇八 - 五一一頁

(2) Duke, D., Wohlgemuth, E., Adams, K. R., Armstrong-Ingram, A., Rice, S. K., & Young, D. C.（2021）Earliest evidence for human use of tobacco in the Pleistocene Americas. *Nature Human Behaviour*, Oct 11. doi: 10.1038/s41562-021-01202-9.

(3) ホイジンガ著／高橋英夫訳（1973）『ホモ・ルーデンス』中央公論社、七三頁

(4) 戸田清（1988）「喫煙問題の歴史的考察」『科学史研究』二七号、一三八 - 一五一頁

(5) 日本薬学会「薬学用語解説」［https://www.pharm.or.jp/dictionary/wiki.cgi? カンナビノイド］（2022年5月23日閲覧）

(6) 落合雅彦編著（2014）『アフリカ・ドラッグ考――交錯する生産・取引・乱用・文化・統制』晃洋書房、一〇三 - 一一八頁

(7) 国税庁ホームページ、［https://www.nta.go.jp/about/organization/ntc/sozei/tokubetsu/h22shiryoukan/01.htm］（2022年1月30日閲覧）

(8) 小川一茂（2006）「競輪事業の廃止にかかる損失の填補に関する一考察」『神戸学院法学』三六号、二九三 - 三二七頁

(9) the updated Appendix 3 of the WHO Global NCD Action Plan 2013-2020.［http://apps.who.int/gb/ebwha/pdf_files/WHA70/A70_R11-en.pdf］（2022年1月30日閲覧）

(10) 荒井政治（1989）「イギリス産業革命と大衆レジャー」『関西大学経済論集』三九号、一一五 - 一三八頁

(11) 山口一臣（1995）「禁酒運動対ビール醸造業者 1919-1933年――バブスト。ブリューイング社の事例を中心として」『成城大学経済研究』一二七号、一六七 - 二一六頁

(12) 岡本勝（1996）『禁酒法――“酒のない社会”の実験』講談社、二〇五頁

(13) 山本奈生（2019）「1930年代における大麻規制――ジャズ・モラル・パニック・人種差別」『佛大社会学』四四号、二八 - 四三頁

(14) 佐藤哲彦（2006）『覚醒剤の社会史――ドラッグ・ディスコース・統治技術』東信堂、三三頁

(15) 厚生省報道発表資料「WHO憲章における『健康』の定義の改正案について」平成11年3月19日情報提供［https://www.

mhlw.go.jp/www1/houdou/1103/h0319-1_6.html〕（2022年2月2日閲覧）
（16）下高原理恵・李慧瑛・峰和治・西本大策・緒方重光・上野栄一（2018）「日本の公衆衛生研究の歴史的概観」『鹿児島大学医学部保健学部紀要』二八号、九 - 一九頁
（17）ランドフル・M・ネシー、ジョージ・C・ウィリアムズ著／長谷川眞理子・長谷川寿一・青木千里訳（2001）『病気はなぜ、あるのか――進化医学による新しい理解』新曜社、三五一頁
（18）リースマン著／加藤秀俊訳（1964）『孤独な群衆』みすず書房、四 - 二九頁
（19）徳丸亨（2019）「公認心理師制度とコミュニティ支援」『コミュニティ心理学研究』二二号、七八 - 八三頁
（20）中島亨（2020）「精神科以外の医療分野における期待」『杏林医会誌』五一号、三一 - 三三頁

※文芸作品で書誌情報が明示されていないものは、青空文庫で読んだものです。

あとがき

「アディクション」という状態は多様性に富んでいます。そのことは最初の章に述べましたが、それでもまだ不十分なのです。たとえば「アルコール依存の初期の段階」と言っても、そこに至るまでの背景は人によってさまざまです。だから、本書でいろいろ述べたことの言い訳めいて聞こえたら申し訳ありませんが、「どんな類型も間違いである」と言ってもよいほどです。その人々に向き合おうと思ったら、一人一人の生き方にじっくり耳を傾けるほかはありません。

さらに、アディクションをめぐる情勢は、目まぐるしく変わっています。これからも新しいアディクションが登場してくることが考えられます。その一方で、ほぼ「過去のもの」になりつつある問題もありますが、それらがまた復活する可能性もあります。

こういう現状は、アディクションの「知」を、リアルタイムでどんどん書き換える必要があることを示しています。この作業に、私は「心理学の知」をもっと活かしたいと思いました。現状ではアディクションへの対処は医療の問題であり、現場で最終的に責任を持つのは医師です。私は医師が主導権を持つことに異を唱えるわけではありません。医師は人が生きているか死んでいるかを判定できる権能を持った唯一の資格です。けれども、心理職は医師から指示されたレシピを実行するだけではなく、独自の人間観をもってアディクションという問題を考え、対処を探る意欲があってよいはずです。

そうは言っても、私が本書で述べたことは、「心理学」でさえないかもしれません。私は本書では、実証を視野に入れませんでした。調査や実験で事実が明らかにされたこと「だけ」から話を組み立てようとすると、話題が著しく狭くなります。そうするかわりに、むしろ哲学や文学に基盤を求めました。そこで考えたことも自分なりの管見にすぎませんが、かねてから私は、心理臨床の「基礎」とはいわゆる「基礎心理学」のことなのだろうかという疑問を持っていたので、その気持ちを少し反映させたつもりです。

実験にせよ臨床にせよ、心理学の素養を持つと、いかなる人間の「立ち位置」、すなわち病気であるとか健康であるとか、悩みがないとか悩みごとばっかりとか、そういったことも結局は環境と行動の相互作用によって演出された現象である、と思えるようになります。その「立ち位置」は、状況次第でどのようにでも変わるのです。ですから、私は人を「勝ち組」と「負け組」に分けたり、「良い人」と「悪い人」、「困った人」と「素直な人」などに分けたりしません。「正しいこと」と「間違ったこと」の境界もあいまいで、流動的です。

そこまで解きほぐして、自分自身の知識だの経験だのと、まるで防護服みたいに身にまとっているものを脱ぎ捨てて、なんとも心細い一人だけの裸身にならないと、どこかの誰かのために働こうという意欲は生まれてこないだろうと思います。

そのためには余裕が必要です。「現場は忙しくて専門外の文献を読んでいる余裕はない」と言われるかもしれませんが、余裕とは物理的な時間と空間というよりも、心の持ち方です。

勤め帰りにチラッと、住宅に囲まれた丘の向こうに夕陽の沈む海が見えたら、それは二、三秒のことかもしれませんが、心に涼しい風が吹くでしょう。それが余裕です。そのとき心に浮かんだことをとどめておくと、それが誘い水になって、何か読んだときにすっと気持ちの中に入ってくることでしょう。心に風通しの良い穴を開けましょう。そうすれば世界の姿が新鮮に見えてきます。

私がこのようなことを考え、こういう原稿を書くまでには、実に多くの方々のお世話になりました。いちいちお名前を挙げるべきですが、そうしていると数ページではすまないし、私なんかに名前を引っ張り出されたら迷惑という方もいらっしゃると思うのでお名前は割愛します。本の形にしてくださったのは誠信書房の中澤美穂さんです。厚く御礼申し上げます。

二〇二三年二月

廣中 直行

事項索引

ア　行

カ　行

サ　行

人名索引

マ 行

ヤ 行

ラ 行

■著者紹介

廣中直行（ひろなか　なおゆき）
1956年生まれ
東京大学文学部心理学科卒業。同大学大学院心理学専攻博士課程進学単位取得退学の後、埼玉医科大学（第一生理：野村正彦教授）にて博士（医学）学位取得
1984年より実験動物中央研究所にて柳田知司、安東潔両博士より依存性試験、行動薬理試験の指導を受ける。1997年より理化学研究所・脳科学総合研究センターにてノックアウトマウスの行動解析、マイクロダイアリシスによる神経生化学的解析に従事。専修大学文学部心理学科教授、科学技術振興機構ERATO（エラート）・下條（しもじょう）潜在脳機能プロジェクト・嗜癖行動研究グループ・グループリーダー、株式会社LSIメディエンス　創薬支援事業本部、薬理研究部顧問を歴任

現在：
一般社団法人マーケティング共創協会　研究主幹
東京都医学総合研究所　客員研究員

主著書：
『アディクションサイエンス』（共編著）朝倉書店，2019.
『医療スタッフのための心の生物学入門』協同医書出版株式会社，2016.
渡邉正孝・船橋新太郎（編）『情動と意思決定』（分担執筆）「情動学シリーズ第4巻」朝倉書店，2015.
『心に効く薬の正体』ベストセラーズ，2013
『依存症のすべて――「やめられない気持ち」はどこから来る？』講談社，2013
『人はなぜハマるのか』岩波書店 2001

アディクション・サイコロジー
——依存・嗜癖問題からみた人間の本質

2023年3月5日　第1刷発行

著　者　廣中直行
発行者　柴田敏樹
印刷者　藤森英夫

発行所　株式会社　誠信書房
〒112-0012　東京都文京区大塚3-20-6
電話03（3946）5666
https://www.seishinshobo.co.jp/

印刷／製本：亜細亜印刷㈱
落丁・乱丁本はお取り替えいたします
ISBN 978-4-414-30023-9 C3011